Marius und Liliane Baar

Tschad – Land ohne Hoffnung?

Erlebnisbericht einer 25jährigen Aufbautätigkeit im Dangaleat-Stamm

VLM

Verlag der
Liebenzeller Mission
Bad Liebenzell

Gewidmet

denen, die Anteil genommen haben an unserem Dienst und an unseren Opfern; den Mitarbeitern und Mitkämpfern in der Heimat und draußen; mit einem Wort: allen unseren Freunden, unseren lieben Eltern, allen, die uns etwas waren, die uns etwas mitgegeben haben auf unseren Weg.

ISBN 3 88002 270 4

Umschlag: »Wasserspiegelung in der Wüste« nach einem Gemälde von Marius Baar
Fotos und Zeichnungen im Inhalt: Marius Baar
Satz: Knipp, EDV-gesteuerter Lichtsatz, Wetter
Herstellung: St.-Johannis-Druckerei, Lahr-Dinglingen
Printed in W.-Germany

*»Getreu ist er, der euch ruft;
er wird's auch tun!«*

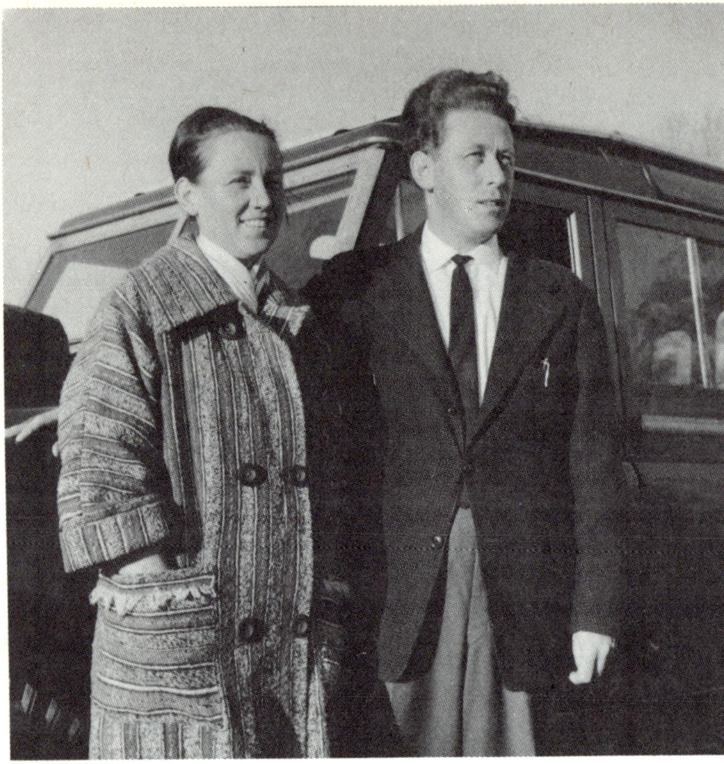

Liliane und Marius Baar (1961)

Inhalt

Zum Geleit

Berichte von Missionaren sind für die Ethnologie eine wichtige Quelle. Nicht wenige Kulturen Afrikas, Asiens und Amerikas sind nur deshalb bekannt, weil ein Missionar Kraft, Zeit und Interesse aufbrachte, das niederzuschreiben, was er während seines oft langjährigen Aufenthaltes erlebte und beobachtete.

Korbo ist ein Dorf der Hadjarai-Dangaleat im zentralen Tschad. Marius und Liliane Baar-Schmitt, die eine Missionsstation in Korbo gründeten, haben über den Aufbau, die Arbeit, das Leben auf der Station Korbo einen Bericht geschrieben, der ein wichtiges Dokument zur Zeitgeschichte darstellt. Denn im Schicksal der Station Korbo spiegelt sich die Geschichte der Republik Tschad wider. Der Bericht beginnt mit dem Jahr 1951. Erst dreißig Jahre sind vergangen, und doch liest man über die Anfänge der Mission in Korbo, als handelte es sich um Ereignisse einer weit zurückliegenden Epoche. So radikal sind die Veränderungen, die in diesem Zeitabschnitt in Afrika stattgefunden haben; leider nicht zum Guten für die Menschen, die im Tschad, einem der ärmsten Länder der Erde, leben.

1960 wurde die französische Kolonie Tschad in die Unabhängigkeit entlassen, belastet mit einer schweren Hypothek: der Diskrepanz und der jahrhundertealten Feindschaft zwischen den muslimischen Völkern der Wüste und des kargen Sahel im Norden (Araber, Tubu, Daza und andere) und den Völkern der relativ fruchtbaren Savannen im Süden (hauptsächlich Angehörige der verschiedenen Sara-Gruppen), überwiegend sogenannte Animisten (das heißt Anhänger einer traditionellen afrikanischen Volksreligion), deren politische Führer jedoch fast ausschließlich Christen sind. Die Grenze zwischen Norden und Süden ist etwa der 12. Breitengrad — der Breitengrad von Korbo! Vom ersten Tag seiner Gründung an war die politische Situation im Staat Tschad durch Unstabilität gekennzeichnet. Bereits 1964 kam es zu den ersten gewaltsamen Unruhen, die sich in den folgenden Jahren wie ein Buschfeuer ausbreiteten und das Land ins Chaos stürzten. Die Not der Menschen in diesem grausamen und im Grunde sinnlosen Bürgerkrieg ist unermeßlich. Von Anfang an war das Gera-Gebiet, in dem die Station Korbo liegt, ein Zentrum der Kämpfe. Deshalb mutet es wie ein Wunder an, daß die kleine Gemeinde der Christen, die sich im Verlauf der Jahre um das Missionarsehepaar Baar-Schmitt geschart hat, noch immer in Korbo existiert.

Wer den Tschad in den ersten Jahren seiner Unabhängigkeit erlebt hat, weiß, daß der Ausbruch des Bürgerkrieges durch die törichte Innenpolitik der damaligen Regierung unter François Tombalbaye provoziert wurde. Wie dies geschah, was die Menschen an Ausschreitungen und Willkür der staatlichen Administration zu erleiden hatten, warum es schließlich zur Katastrophe kommen mußte, steht ungeschminkt in diesem Bericht über Korbo, der gewiß sehr subjektiv, mit persönlicher Betroffenheit geschrieben ist, aber gerade dadurch seine Authentizität erhält.

Dieser Bericht wird bei vielen Lesern Unbehagen und Zweifel erwecken, denn er stellt Ziel und Sinn der »Entwicklung«, die von den Industrienationen nach Afrika gebracht wird, in vieler Hinsicht in Frage. Noch eine andere Frage drängt sich beim Lesen auf: Darf der Preis für die »Freiheit« unbegrenzt hoch sein? Während meiner ethnologischen Forschungen bei den Hadjarai in den Jahren zwischen 1959 und 1965 bin ich viele Male Gast auf der Station Korbo gewesen. Wenn ich nach langen Aufenthalten aus den Dörfern der Hadjerai nach Korbo kam, erschien mir die Station wie eine Oase, die Entspannung, Sicherheit und elsässische Gastfreundschaft bot. Es half mir bei der Bewältigung physischer und psychischer Krisen, denen der Ethnologe bei seiner Feldforschung ausgesetzt ist, daß ich in Korbo mit Menschen zusammensein konnte, die meiner eigenen Sprache und meiner eigenen kulturellen Welt angehörten. Die Poliklinik von Frau Liliane Baar-Schmitt war nicht nur für die Einheimischen des Gera die große, oft letzte Hoffnung bei schwerer Krankheit. Als im März 1965 einer meiner Kameramänner lebensgefährlich erkrankte, war Korbo die Rettung.

Wer in Afrika gelebt hat, gerät unvermeidlich zwischen zwei Kulturen. Man ist in Europa, in der eigenen Kultur, nach einem langen Aufenthalt in Afrika nie mehr so fest verankert wie vorher. Das spricht aus jeder Zeile dieses Berichtes von Marius und Liliane Baar-Schmitt, der vor allem jedoch eines ist: ein Zeugnis unerschütterlichen Glaubens und ständiger Opferbereitschaft.

Prof. Dr. Peter Fuchs

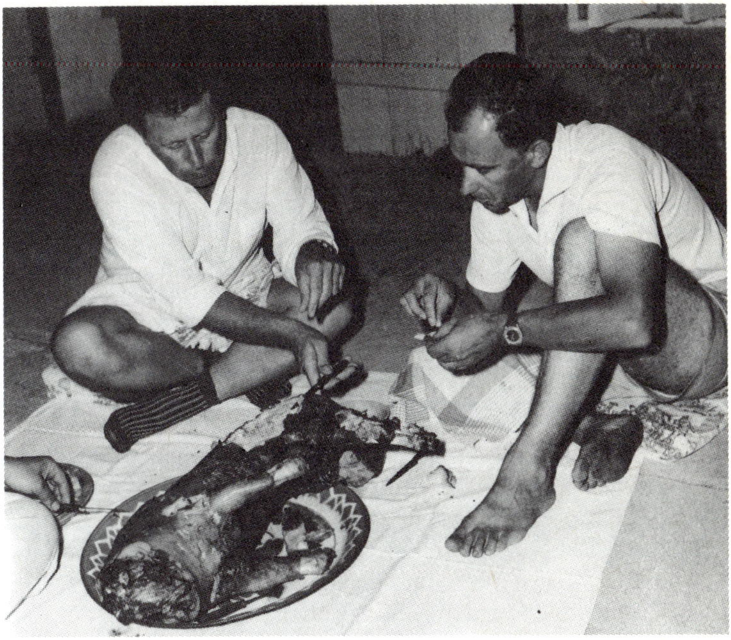

Prof. Dr. Fuchs (rechts) und Marius Baar beim „Michui"-Essen in Korbo

Vorwort

Schon lange haben uns Freunde ermutigt, unsere Erlebnisse niederzuschreiben; doch braucht alles eine Zeit des Heranreifens, besonders, wenn es sich um ein Buch handelt.

Ich glaube nicht, daß es an Büchern fehlt, und doch wird dies ein Buch sein, das uns Europäer in eine unbekannte Welt führt. Vielleicht wird der eine oder der andere Freund und Leser uns besser verstehen, wenn er unser fünfundzwanzigjähriges Fortschreiten in der Arbeit in Korbo verfolgen kann. Es liegt mir daran, so realistisch wie möglich zu schreiben, denn ich glaube, daß es viele Bücher gibt, in denen die Verfasser diesen Boden verlassen haben, um ihrer Phantasie freien Lauf zu gewähren, indem sie den Leser in eine unwirkliche, unreale Welt führen und ihm so ein falsches Bild geben.

Es wird auch so noch genug Anstoß erregen, denn ich habe im Laufe der Jahre erlebt, daß, wer etwas unternimmt, der Kritik mehr ausgesetzt ist als derjenige, der nichts tut.

Dies gilt sowohl auf dem Gebiet der Kunst als überhaupt für jede schöpferische Arbeit und ebenso auf dem Missionsfeld.

Nur diejenigen, die selber Opfer gebracht und gelitten haben, kennen deren Wert, und diese bilden jene Kette der »Gemeinschaft seiner Leiden«, die durch die Jahrhunderte der Kirchengeschichte hindurch zu verfolgen ist.

Dieses Buch soll darum ein Zeugnis sein von den Schwierigkeiten, unter denen die Arbeit angefangen hat, denn auch sie, und gerade sie, sind das Fundament der Arbeit, ein Teil der Leiden um der Gemeinde willen.

Hinweis für den Leser

Viele Fach- und Fremdwörter werden am Schluß des Buches unter der entsprechenden Überschrift erklärt und übersetzt.

Einleitung und kurze Biographien der Verfasser

Es ist schwierig, heute etwas über Afrika zu schreiben, da es ein Erdteil ist, der auf jedem Gebiet sehr großen Schwankungen und Mutationen unterworfen ist. Was heute ist, war gestern noch nicht und wird morgen nicht mehr sein. Ob all diese Entwicklungen sich positiv oder negativ auswirken werden, wird erst die Zukunft zeigen. Gutes und Fehlerhaftes können Auswirkungen haben, deren Tragweite bis in die ferne Zukunft reichen wird.

Dieses Buch soll und kann keine wissenschaftliche Arbeit sein und noch viel weniger eine schriftstellerische. Es soll ein Zeugnis dessen sein, was Gott noch heute zu tun vermag, und dessen, was wir im vollen Vertrauen auf ihn in seinem Dienst erlebt haben in einem Land und unter Menschen, die noch zu den primitivsten der Erde gehören.

Wer nicht selber das Vorrecht hatte, dieses Gebiet zu durchwandern, kann sich schwerlich eine Vorstellung von der Lebensweise der Menschen machen, die erst 1910 mit anderen Völkern in Verbindung gekommen sind.

Vor 1900 traten nur solche Menschen aus diesem Gebiet in Kontakt mit der Außenwelt, die als Sklaven von den arabischen Händlern aus ihrem Stamm und ihrer Familie in eine Welt verschleppt wurden, aus der es kein Zurück mehr gab.

Wenn wir noch etwas zu tun vermögen für diesen Erdteil, welcher eine dunkle Vergangenheit und eine ungewisse Zukunft hat, so nur, wenn wir, von der Liebe Christi gedrungen, diese hinaustragen. Nur sie und sie allein kann in dieses Dunkel Licht bringen.

Oft habe ich den Eindruck, wir Christen und unsere Vorfahren hätten unseren Auftrag nicht erkannt oder nur teilweise ausgeführt. Es scheint, als wäre der Befehl unseres Meisters »Trachtet am ersten nach dem Reiche Gottes und nach seiner Gerechtigkeit!« überhört worden. Vielleicht kommt es daher, weil unser Wissen Stückwerk ist und wir nur sehr selten über unseren Horizont hinauszuschauen imstande sind.

Doch glaube ich, daß wir heute, mit offenen Augen und erleuchtetem Verstand, viele Zäune entfernen könnten, die dem Siegeslauf des Christentums so lange Grenzen gesetzt haben. Vielleicht wird es dann noch möglich sein, etwas von dem Versäumten nachzuholen. Wenn ja, wann? Geschieht es nicht durch uns, so wird es für die nächste Generation noch viel schwieriger sein, wenn nicht unmöglich und zu spät. Die Kluft wird nämlich von Tag zu Tag größer und wird bald unüberbrückbar sein.

Biographien

Liliane Baar

Ich wurde am 1. September 1928 in Straßburg geboren. Verlebte eine sehr glückliche Jugend im Elsaß mit einigen Jahren Aufenthalt in Montpellier, wohin mein Vater beruflich versetzt worden war. Ich war aber sehr froh, als wir im Krieg wieder ins Elsaß nach Straßburg zurückkehrten, wo ich in der Schule mich vom Französischen auf das Deutsche umstellen mußte. Nach- und Vorteile des Elsaß. Nach dem Schulabschluß machte ich in Straßburg eine Lehre in einer Kunsthandlung, wo ich mit der Kunst vertraut wurde und das Schöne lieben lernte. Es verließ mich nie, denn noch heute kann ich nicht ohne Bilder an den Wänden leben!

Ich ging auch in eine Jugendgruppe in Straßburg, in die Zionskirche, eine evangelische Gemeinschaft, wo ich Marius kennenlernte. Mit achtzehn Jahren traf ich eine klare Entscheidung für Jesus Christus, und bald erhielt ich, während eines Missionsvortrages mit Dias über Nigeria in der Zionskirche, den klaren Ruf: »Geh nach Afrika als Krankenschwester.« Marius war auch im selben Vortrag, doch saßen wir nicht nebeneinander. Als wir zusammen nach Hause gingen — zuerst lange schweigend —, sagte Marius plötzlich: »Heute abend erhielt ich den Ruf, als Missionar nach Afrika zu gehen.« Darauf antwortete ich: »Ich auch, aber als Krankenschwester.«

Und so ging ich dann nach Basel und absolvierte die Krankenpflegeschule im Bethesda-Spital und einen dreimonatigen tropenmedizinischen Kurs im Basler Tropeninstitut. Und Gott öffnete uns die Türen für den Tschad, es ging Schritt für Schritt vorwärts, nicht leicht, aber wissend, daß, wenn er ruft, er's auch tun wird! Und *er*, Jesus Christus, hat *nie* enttäuscht.

Marius Baar

1927 in Straßburg geboren, dort bis zum 2. Weltkrieg gelebt und in die französische Schule gegangen. Anfang des Krieges als Flüchtling in die Charente (Frankreich) evakuiert, Besuch des dortigen Collège. Nach der Rückkehr aus der Charente Besuch der deutschen Schule in Straßburg. Nach dem Hin und Her machte ich eine Schaufensterdekorateurlehre, wurde dann bis Kriegsende von den Deutschen zwangseingezogen. Anschließend besuchte ich während sechs Semestern die Kunstgewerbeschule in Straßburg, Abteilung Malerei, danach arbeitete ich als Graphiker.

Nach einem geistlichen Erlebnis und einem inneren Ruf zur Mission folgend, besuchte ich eine Schweizer Bibelschule. 1951 ging ich nach Afrika, um an der Grenze zwischen Schwarz- und Weißafrika mit meiner Frau von Grund auf die Missionsstation Korbo aufzubauen. Dort konnten wir bis 1977 arbeiten und würden es auch noch heute tun, wenn wir das Gebiet nicht wegen der seit 1968 dort herrschenden Unruhen auf Aufforderung der Behörden hätten verlassen müssen.

Da ich mich seit meiner Jugend in zwei Welten bewege, der Kunst und der Mission, bin ich immer noch auf beiden Gebieten tätig. Insofern mir zwischen Schreiben, Vorträgen über Mission und Prophetie noch Zeit bleibt, greife ich gerne zur Palette.

Die Hauptaufgabe bleibt jedoch das Versorgen der von uns gegründeten Mission, denn ohne Medikamenten-Nachschub und materielle Hilfe würde ein Licht mehr in unserer sowieso schon dunklen Welt erlöschen.

Teil I
Geschichte und Geographie

Die Erzählungen in diesem Buch erstrecken sich über die Jahre 1951 bis 1985 und auf das Gebiet, in welchem wir während dieser Zeit arbeiteten, d.h. *die Prefecture des Gera*, beziehungsweise den Stamm der *Dangaleat*.

Erst um 1910 wurde dieses Gebiet endeckt, und man stellte fest, daß die Menschen dort so lebten, als kämen sie unmittelbar aus der Steinzeit. Seither haben sie nicht viele Fortschritte gemacht. So hat man, wenn man in dieses Gebiet eindringt, den Eindruck, als mache man eine Reise zurück in die Vergangenheit, in ein Land, in welchem während mehrerer Jahrtausende die Zeit stehengeblieben wäre. Es hört sich wie ein Märchen an, aber die Wirklichkeit belehrt einen bald eines anderen. Diese Distanz in diesem Land kann man räumlich überbrücken, doch geistig ist das, wie ich glaube, unmöglich. Erst der letzte Weltkrieg hat dieses Land aus dem Märchenschlaf aufgeweckt. General Leclerc hat in Fort-Lamy seine Truppen aufgestellt, um mit ihnen den mühsamen Weg durch die Wüste anzutreten, und er hat um einen harten und hohen Preis an der Befreiung Frankreichs und Europas teilgenommen.

Von 1900 bis 1960 war der Tschad eine französische Kolonie, dann schien 1960 eine neue Zeit anzufangen: die Unabhängigkeit. War es der richtige Augenblick, dem kaum aus dem tausendjährigen Schlaf aufwachenden Land diese Verantwortung zu überlassen? Die kommenden Jahre werden uns zeigen, ob diese Frühgeburten in Afrika lebensfähig sind. Alles geht schnell, sehr schnell, ja überstürzt sich.

Geographisch liegt der Tschad im Herzen Afrikas, zwischen dem 8. und dem 23. Breitengrad der nördlichen Hemisphäre und zwischen dem 14. und dem 23. östlichen Längengrad. Es gibt keine direkte Verbindung mit dem Meer; der nächste Hafen ist 2 500 km von der Grenze entfernt, und bis nach Korbo sind es 3 000 km.

Der Tschad, das ganze Tschadgebiet, ist etwa zweimal so groß wie Frankreich, umfaßt 1 284 000 km^2, hat aber nur etwa 3 Millionen Einwohner. Die Hälfte des Staatsgebietes ist Wüste im Norden, geht dann in die Steppe über; doch im Süden nimmt die Vegetation zu, da dort die Regenzeit länger dauert und die Regenmenge reichlich ist. Im Zentrum hingegen dauert diese Zeit nur 3 Monate, und in der Wüste regnet es nur hin und wieder alle drei, vier oder fünf Jahre einmal.

Ein Weißer, der sich auf Landwirtschaft verstand, sagte: »Der liebe Gott ist hier nie vorbeigekommen.« Ein katholischer Priester äußerte sich : »Was haben wir dem lieben Gott wohl angetan, um in einem solchen Land leben und arbeiten zu müssen?«

Es ist wirklich eines der ärmsten Gebiete Afrikas, wenn nicht der Welt. Immer wieder muß ich mich wundern, daß es überhaupt möglich war, daß Menschen sich in einem solchen Gebiet angesiedelt haben und dort vegetieren, denn leben kann man das nicht nennen. Die Wüste dringt von Jahr zu Jahr weiter nach Süden vor und verdrängt das Leben mehr und mehr. Die Vegetation wird mißhandelt, und letztlich muß man sich wundern, daß noch so viele Bäume und so viel Gestrüpp den jährlichen Verwüstungen standhalten. Jedes Jahr, wenn die Schwarzen auf die Jagd gehen, wird die Steppe abgebrannt. Dann kommen oft Heuschreckenschwärme, die alles Grüne abfressen, dazu gehen die Dangaleat auf Heuschreckenjagd und fällen die schönsten Bäume, um die Heuschrecken in der Krone fangen zu können, die dann in Soßen verspeist werden. Dann ziehen die arabischen Nomaden vorbei und hauen Äste und Bäume ab, um die Blätter an die Ziegen und Kamele zu verfüttern. Wenn die Schwarzen ihre Felder roden, werden auch Bäume gefällt, doch gepflanzt werden keine. Die Steppenbrände, die jedes Jahr die Steppe heimsuchen, vernichten viele Pflanzen für immer. So nimmt die Vegetation ab, und die Wüste dringt vor. (Siehe das Kapitel über die Jagd, S. 74)

Der an der Natur begangene Raubbau hatte notgedrungen eine Klimaveränderung zur Folge, deren Preis Tausende, ja Millionen Hungernde im Sahel-Gebiet bezahlen. Für sie kam die Unabhängigkeit zu früh.

Die Ältesten des Dorfes erzählen, daß es früher, als sie noch Kinder waren, viel mehr große Bäume gab. Djindi, einer der Dorfältesten, sagt sogar: »Es war dunkel vom Schatten der

Bäume, und die wilden Tiere kamen bis ans Dorf heran.« Heute kennen die Kinder keine Büffel und Nashörner mehr, die früher noch verbreitet waren. Auch die Gazellen und Antilopen werden von Jahr zu Jahr seltener.

1925 kam der erste Missionar, Dr. med. Olley, mit einer Karawane von Norden nach Süden durch die Wüste geritten und ließ sich im Tschad nieder. Er arbeitete dort 34 Jahre, zuerst im Süden, dann in Fort-Lamy, und von dort bereiste er das Land. Dr. Olley war Neuseeländer und für diejenigen, die mit ihm in Kontakt kamen, ein Zeugnis von Glauben und Mut; er war für unser Glaubensleben richtungweisend. Menschen wie Dr. Olley sind Marksteine auf dem Lebensweg für diejenigen, die ihn kannten. Da er 34 Jahre mit den Schwarzen zusammenlebte, war seine Sprache denselben angepaßt und sehr bildhaft. Er war ein ganz, ganz feiner Mensch, für uns junge Missionare ein beispielhaftes Vorbild. Er konnte einen ermutigen, aber auch entmutigen. Als er hörte, daß wir unter den Hadjarai arbeiten wollten, sagte er: »In diesem Land gibt es nur Steine, Hitze und Dornen, dort werdet ihr sterben.« Schließlich überlegte er ein wenig, und mit seinem beruhigenden Lächeln und seinen strahlenden Augen sagte er: »Nun, wenn euch Gott dorthin gerufen hat, so geht.«

Einige Jahre nach Dr. Olley kam die amerikanische SUM (Sudan United Mission), welche sich im Süden des Landes festsetzte, deren Gründer Herr Wearry war.

Nach dem Krieg haben sich dieser Mission Schweizer und Franzosen angeschlossen, und es entstand auch ein mennonitischer Zweig.

Im Süden arbeitete die amerikanische Baptisten-Mission, von der Herr Metzler der Gründer war.

Das Zentrum und der Norden des Landes blieben lange unberührt und unerforscht, weil eben das Gebiet sehr, sehr arm ist und von den amerikanischen Missionaren schon als Wüste betrachtet wurde.

1946 wurde der erste Vorstoß aus dem Süden nach dem Gera-Gebiet unternommen, und eine Station wurde in Bitkine von einem Schweizer Missionar, A. Burkhard, eröffnet.

1948 wurde die Station in Mongo von dem belgischen Ehepaar Barbezat eröffnet; 1953 folgte die Station Mukulu, deren Gründer Hugette und Jean Metz sind, und zu gleicher Zeit haben Liliane und ich die Station Korbo begonnen, erst

1985 haben Annemarie und Walter Uttermann, die zuerst in Korbo arbeiteten, in Gogmi eine Arbeit angefangen.

Die Verbindungswege in das Zentrum waren schlecht, und es gab noch Gebiete, die sehr abgelegen und für weiße Frauen sogar verboten waren; so war Liliane neben der Gattin des französischen Regierungsbeamten die erste weiße Frau, die im Distrikt von Abudeia lebte. Die Straßen wurden gerade erst geplant und gebaut; zwei der ersten Weißen, die mit dieser Arbeit betreut waren, kannte ich noch. Wir waren in einem Gebiet, das sich dem Fortschritt gerade öffnete.

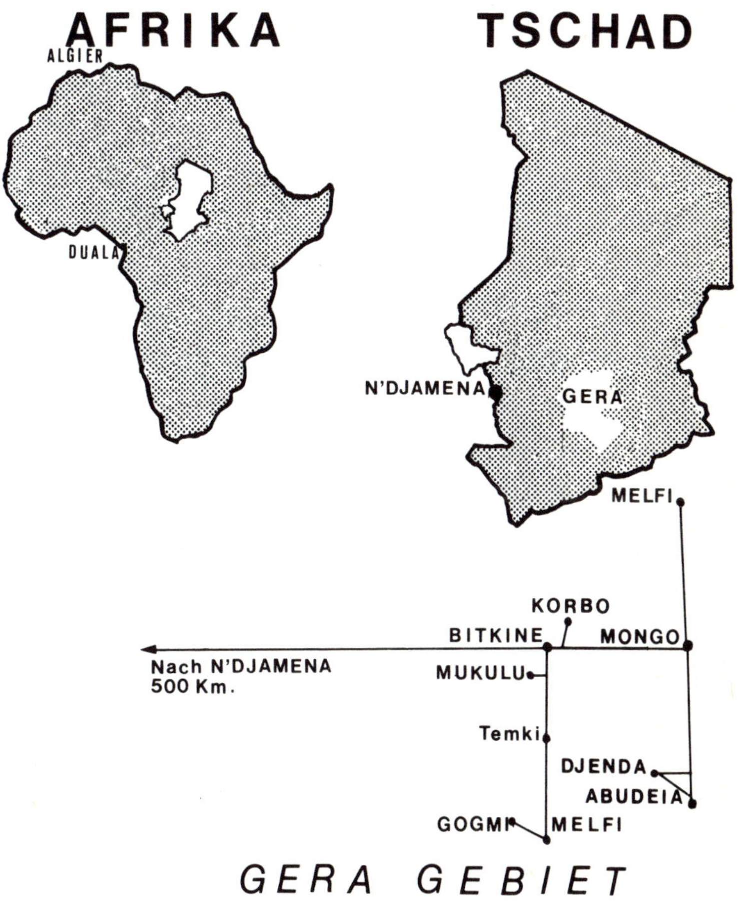

Die erste Reise nach Afrika

Die ersten Erlebnisse

Liebe Freunde, die Gebrüder Riff aus Straßburg, stellten mir ihre Maschinen und Holz zur Verfügung, um einige Kisten anzufertigen. Die sollten zuerst als Transportmittel für das wenige Hab und Gut dienen und nachher einmal den Platz als Möbel versehen. Für mich selbst benötigte ich nur eine Kiste. Mein Auszug war wirklich wie jener Jakobs. Da noch Hugette und Jean Metz mitfuhren, habe ich auch für sie Kisten angefertigt.

Im April 1951 nahm ich Abschied von meinen Lieben. Auf dem Bahnhof von Straßburg fanden sich einige Freunde zusammen, um »auf Wiedersehen« zu sagen und zum Abschied zu singen. Auch meine Braut blieb zurück, da sie ihre Ausbildung zur Krankenschwester beenden mußte. Als der Zug abfuhr, wurde der Gesang immer leiser, und die Gestalten der Freunde und Lieben wurden immer kleiner, aber die Wirklichkeit der großen Reise in eine fremde Welt wurde immer realer. Diese erste Reise sowie der Aufbau der Arbeit in Korbo waren ein Wagnis des Glaubens.

Nachdem der Zug Straßburg verlassen hatte, begann, menschlich gesehen, ein ungesichertes Leben, da weder eine Gemeinde noch eine Kirche oder Missionsgesellschaft die Verantwortung übernommen hatte, und dies vor allem, weil unsere christlichen Institutionen festgefahren waren und sind: jede Gemeinschaft und jede Kirche hatte »ihre Missionsarbeit« und »ihr Missionsfeld«, und niemand wollte sich in ein ungewisses Wagnis und Abenteuer einlassen. Für die Durchhilfe in meinem ersten Aufenthalt bin ich vor allem Monsieur Ch. Freysz und der Gemeinde der »Offenen Brüder« von Straßburg, meinen Eltern und einigen Freunden dankbar. Doch Gott steht über den menschlichen Gesetzen, und sein Geist ist durch sie nicht gebunden.

So blieb mir »nur« das Vertrauen auf die Verheißungen auf Gottes Wort, und es galt nun zu erleben und zu erfahren, ob sie wirklich Ja und Amen seien und ob der Gott Abrahams, Isaaks und Jakobs noch der gleiche sei. Es ist ein geistliches

Gesetz, daß, wer sich Gott anvertraut, nicht zuschanden wird. Der Glaubensschritt war eine Herausforderung an Gott und ein Wagnis für uns. Man soll nicht wähnen, daß, wenn man den Glaubensweg geht, man einfach die Hände in den Schoß legen und alles andere Gott überlassen darf; erst wenn wir das Unsere tun, tut Gott das Seine.

Wir waren also bereit, alles zu ertragen durch den, der uns die Kraft gab: Christus. Wäre unsere Arbeit nicht für ihn und durch ihn gewesen, so wäre Korbo nie zustande gekommen.

Zusammengezählt waren wir bei dieser ersten Reise 5 Erwachsene und 7 Kinder, unter ihnen Herr und Frau Metz aus Straßburg.

In Marseille legten wir unser letztes Geld zusammen und kauften einen alten schrottreifen Lastwagen, der auf dumme Abnehmer wartete, und diese waren die gutmeinenden Missionare, die wieder einmal erfahren mußten, daß die Kinder dieser Welt schlauer sind als sie.

Die Schiffsreise war ein Erlebnis für den zum erstenmal ausreisenden, jungen Anfänger, der kaum nachkam, alles Neue und Fremde zu sehen und zu hören, was es da aufzunehmen gab.

Als wir dann unseren Fuß auf afrikanischen Boden stellten, kam es mir vor, wir seien in einer anderen Welt, von welcher ich bisher nur durch Bücher, Bilder, Erzählungen usw. erfahren hatte. Doch nichts ersetzte die Wirklichkeit, die meistens anders ist als das Gelesene oder in Bildern Gesehene und ganz anders, als man es sich vorstellte.

17 Tage dauerte die Seefahrt von Marseille nach Duala auf der *Banfora*, einem Passagierschiff, das seine letzte Reise auf dieser Strecke und unter dieser Flagge machte. Eine Kurbelwelle war verbogen, weil das Schiff auf eine Sandbank aufgefahren war, und dies bewirkte, daß bei jeder Umdrehung der Schraube eine Erschütterung durch das Schiff ging. Für uns war das besonders unangenehm, da wir 3. Klasse reisten und die Kabine, die ich mit Jean Metz teilte, gerade über der Kurbelwelle lag, so daß uns auch nachts die Erschütterung und der Lärm im Schlaf störten.

Hin und wieder durften wir an Land gehen, wenn das Schiff in einem Hafen anlegte, und so konnte ich Kontakt aufnehmen mit dem neuen Erdteil, der unser Arbeitsfeld werden und uns viele Enttäuschungen und Entmutigungen, aber auch ein wenig Freude bringen sollte.

Bei unserer Abfahrt von Duala mit »Kind und Kegel« schüttelte der schon erfahrene Missionar Pastor Helmlinger aus dem Elsaß den Kopf, denn eine derartige Expedition hatte er noch nie unter solchen Bedingungen starten sehen.

3 000 km lagen vor uns, um ins Herz des Schwarzen Erdteils zu dringen, und die Reise schien unendlich lang und war mit so vielen Schwierigkeiten verbunden, daß ich dachte, diesen Weg könne man kein zweites Mal zurücklegen; ein Zurück in die Heimat würde es also aus diesen Verhältnissen nicht mehr geben.

Mit einem Minimum an Geld (F 100,—), das uns Missionare, das Ehepaar Helmlinger von Duala, geliehen hatten, um Benzin zu kaufen, durften wir gar nicht daran denken, in einem Hotel zu essen oder zu schlafen. Da ich der Jüngste war, legte ich mich jeweils in den Lastwagen, während die anderen in einer Negerhütte schliefen.

In der ersten Nacht, als ich unter der Zeltbahn des Lastwagens zu schlafen versuchte, erhob sich ein Tornado, wie solche im Urwald vorkommen können. Der Sturm erschütterte das Auto, es blitzte, krachte und donnerte. Jeden Augenblick, dachte ich, wird so ein Riesenbaum auf den Lastwagen fallen. Die Nacht war lang... Am Morgen, als ich aus dem »Hotelzimmer« herausschaute, lag einer von den Riesenbäumen etwa 100 Meter vor dem Lastwagen über der Straße. Da auch Missionare hin und wieder Hunger haben, mußten wir etwas Eßbares auftreiben. Wir versuchten es mit dem Tausch von Gegenständen, zum Beispiel haben wir einmal einen alten Schirm und eine Zeltbahn für eine Ziege und ein wenig Obst eingetauscht. Die Ziege wurde am offenen Feuer gebraten, ohne andere Zutaten und ohne »Pommes frites«, und am Straßenrand verzehrt.

Überhaupt machten wir mit unserem Essen mehr oder weniger drollige Erfahrungen.

Einmal, als eine schwarze Frau so viele Kinderköpfe aus dem Lastwagen blicken sah, nahm sie zwei Ananas und rannte dem Lastwagen nach. Das Tempo unseres Wagens erlaubte so ein Wettrennen, und sie freute sich, als sie uns die beiden Früchte hinaufreichen konnte.

Ein anderes Mal kamen wir hungrig auf einer Missionsstation an. Der amerikanische Missionar zeigte uns wunderbare Diapositive von seinem Aufenthalt in der Schweiz, doch unser Magen hatte nichts von dieser geistigen Nahrung. Als wir dann weiter fuhren, gab er uns einen Sack voll Mangos. An der nächsten Ecke hielten wir, um unseren Hunger zu stillen. Dies waren die letzten Mangos, die ich gegessen habe; ich habe, glaube ich, genug davon bis ans Ende meines Lebens.

Eines Abends hielten wir in Edea beim Stammeskönig, um ihn um ein Nachtlager für unsere zwölfköpfige »Familie« zu bitten. Er selber war nicht anwesend, doch seine Frau, die hinter dem königlichen Haus in einer Strohhütte wohnte, stellte uns ein Zimmer im Haus zur Verfügung. Als wir am Abend über unser Nachtessen nachsannen, erschien eine Delegation mit einem Korb Obst. Es waren der Bruder des Königs und einige seiner Soldaten als Leibwächter. Der Mann, der den Korb brachte, übergab uns denselben und sagte, es wäre ein Geschenk des Königs. Doch des Königs Bruder, der sich um seine Würde und Ehre betrogen fühlte, begann zu schimpfen und sich in eine Wut hineinzusteigern. Seine Hand zuckte, und plötzlich landete sie auf der Wange des voreiligen Goumiers. Wir mußten bei dieser Komödie den Ernst bewahren und konnten erst dann unseren Gefühlen Luft machen, als die Delegation wieder fort war.

Um 2500 km zurückzulegen, brauchten wir 14 Tage. Die Reifenpannen und Zündungsstörungen schienen kein Ende zu nehmen. Bergauf mußten zwei Männer den Lastwagen schieben, der mit etwa 3 Tonnen Gepäck beladen war. Es war aber eher eine symbolische Hilfe, die der Wagen nur annahm, wenn es ihm behagte. Meist hat er mitten in der Steigung darauf verzichtet; dann galt es, schnell einen Bremsklotz unter die Räder zu schieben und die Ursache der Störung herauszufinden. Wir entdeckten auch ein Loch im Benzintank und mußten dasselbe anhaltend mit Seife zustopfen. Als der Weg eben wurde und das Auto nicht mehr asthmatisch den Hang emporzuklimmen hatte, fingen die Reifen an zu streiken, denn auch sie waren alt. So kam es vor, daß wir mehrmals täglich flicken mußten, und abwechselnd fielen dann jedem von uns Männern hundert Stöße zu, wenn die Reifen aufgepumpt werden mußten.

Etwa 400 km vor Fort-Archambault waren plötzlich die beiden Hinterräder platt und ein Reifen völlig kaputt. Was war zu tun? Es war gegen Abend, und es blieb uns nichts anderes übrig, als unsere Feldbetten auf die Straße zu stellen und die Nacht vorbeigehen zu lassen. Am Morgen hielt ein Lastwagen und lieh uns sein Reserverad, das glücklicherweise paßte. In Fort-Archambault gaben wir es dankbar seinem Besitzer zurück.

Eines Abends, als wir müde ein Dorf erreicht hatten und aus dem Auto stiegen, näherte sich ein Hund und biß mich zur Begrüßung. Die Wunde wollte wochenlang nicht heilen.

Von Fort-Archambault verblieben uns noch 500 km bis nach Bitkine, wo wir nach drei Tagen ankamen.

Die Strapazen der 3 000 km langen Reise von der Küste ins Herz Afrikas, das Laufen hinter dem Lastwagen her bergauf, das Schieben und Pumpen unter der afrikanischen Hitze bekam meinem schwachen Atemsystem nicht gut, und so war ich zum Anfang gleich krank und mußte das Bett hüten, denn auf die physische Schwäche pfropfte sich noch der erste Malariaanfall.

In Bitkine, wo ich mit Familie Metz meinen Aufenthalt verbrachte, baute ich mit den Schwarzen mein Haus. Da das Geld knapp war, haben wir nur mit dem Material gearbeitet, welches wir am Platz fanden, und dies waren Granitsteine, Lehm und dünne, magere krumme Holzstämme. Zement und Wellblech schienen für uns unerschwinglich. Einmal erhielten wir von einem französischen Beamten etwa 5 Kilo Zement und verwendeten ihn so sparsam und vorsichtig, als wäre es das Kostbarste auf der Welt.

Jeden Morgen um 6 Uhr 30 fingen wir an. Oft dachte ich, es ginge nicht mehr weiter, mit diesen groben und schweren Steinen zu arbeiten. Meine Hände waren aufgerissen und schmerzten, und die Hitze war für den Neuankömmling fast unerträglich, doch eisern wurde von 6 Uhr 30 bis 13 Uhr gearbeitet.

Von Woche zu Woche nahm meine Schwachheit zu, und oft meinte ich, zusammenzubrechen. Es war wirklich ein Schöpfen Tag für Tag und Stunde um Stunde aus der Kraft und Gnade Gottes.

Zum Dach des Hauses verwendeten wir gestampfte Erde und Kuhmist. Dieser sollte die Wirkung eines Schwammes übernehmen und das Wasser, das nicht abfließen konnte, aufsaugen.

Das ging sehr gut in der 9 Monate langen Trockenzeit, doch in der Regenzeit änderte sich die Lage bedeutend. Die Lehmschicht hielt wohl die Sonne ab, ließ dann aber das Wasser durchsickern. So hatten wir jedesmal, wenn es regnete, bei Tag und bei Nacht, unsere Sachen in den Zimmern zu verstellen und zu schützen, denn die dreckige braune Brühe verschmutzte alles, worauf sie tropfte. Das letzte, das oft auch — vergeblich — hin und her geschoben wurde, war das Bett; kaum glaubte man, einen trockenen Platz gefunden zu haben und sich zum Schlafen hinlegen zu können, begann es schon wieder auf einen herunterzutropfen. Wenn nichts mehr half und es wie durch ein Sieb in den Raum regnete, stieg man aufs Dach, um die Risse zu suchen und sie zuzustopfen. Nachts sah man oft bei strömendem Regen und Tornado auf den drei Dächern der Station drei Lichter herumgeistern. Jeder kämpfte gegen das Unmögliche. Meistens war man bald naß bis auf die Haut und war froh, wenn man am Morgen die Sachen in der Sonne trocknen konnte. Wieviel Nervenkraft diese schlaflosen Nächte den Missionar kosteten, kann nur der ermessen, der dies alles selber erlebt hat; mitfühlen kann man so etwas schwerlich.

Zwischen Hitze, Regen, Wind, Hyänengeheul, Hundegebell, Tamtam, Notfällen usw. fand man wenige Nächte, in denen man durchschlafen konnte. Oft freute ich mich vor allem auf den Urlaub, um wieder einmal einen ruhigen Schlaf genießen zu können.

Das Haus besaß natürlich keine Fenster, dafür viele Schlupfwinkel für Reptilien, Eidechsen, Mäuse, die sich darin wohl und sicher fühlten. Lange Zeit hatten wir eine Schlange in der Decke, die uns beim Essen zuschauen konnte. Es gelang uns nicht, sie zu erwischen.

Den ersten Kontakt mit den Eingeborenen bekam ich während der Arbeit mit ihnen; auch die Sprache, Tschad-Arabisch, habe ich während des Bauens gelernt. Eines Tages kam ein splitternackter Negerbube zu mir auf die Baustelle und fragte, ob er bei mir im Haus arbeiten könne. Ja, das konnte er. Natürlich mußte ich ihm alles zeigen, denn noch nie hatte der kleine Junge gesehen, wie ein Weißer lebt, ißt, schläft usw.

Der Junge hieß Kongarge und kam aus einem Nachbardorf. Seine Mutter war gestorben, und sein Vater war ein großer Trinker. Die Familie war sehr arm. Doch Kongarge erwies sich als sehr aufgeweckt und schloß sich dem Nasara Ana Indjil an. Er lebte bei mir. Oft saßen wir am Abend zusammen vor dem Haus, und ich versuchte, dem kleinen Negerbuben von der weiten und fremden Welt der Weißen zu erzählen, in die sich hineinzufühlen für ihn sehr schwer war.

Eines Abends fragte er ganz schüchtern: »Wer macht eigentlich die Autos, in denen die Weißen herumfahren?« Ich versuchte, ihm vom europäischen Arbeitsrhythmus zu erzählen, wie das Auto erfunden wurde und fabriziert wird; und als ich damit fertig war, sagte er: »Hier sagen die Leute, es wären die Schwarzen, die die Autos herstellen.« Meine Meinung war, daß, wenn wir auf die Schwarzen warten müßten, bis sie die Autos hergestellt hätten, wir eben noch zu Fuß oder mit Pferd, Esel, Ochsen reisen würden, genau wie sie. Jedoch vielleicht schlummerte etwas in dem jungen Buben von dem, was kaum der Vergangenheit angehörte und was seine Eltern und Großeltern noch erlebt hatten, von dem Sklavenhandel, der in diesem Gebiet gerade erst im Abklingen war. Für wie lange wohl?

Dieser erste Aufenthalt war eine sehr harte und schwere Schule. Die Arbeit und die Klimaumstellung waren eine große Belastung für meinen Organismus, besonders auch, weil die nötigen Kräftespender fehlten. Wir lebten ganz mit den Schwarzen. So konnten wir sie am besten kennenlernen, und sie kamen uns immer näher und wir ihnen.

Während meines 16 Monate umfassenden ersten Aufenthalts bestand unsere Nahrung ausschließlich aus Hirse. Morgens gab es einen Hirsebrei mit einigen zermahlenen Erdnüssen; mittags einen dicken Hirsebrei nach Art der Eingeborenen (Hirsemehl mit Wasser gekocht), und dazu gab es zähes Ziegenfleisch mit Soße und abends Hirsesuppe und Hirsepudding. Sonntags kam manchmal ein wenig Brot auf den Tisch. Wir lebten armselig von derselben Nahrung wie die Eingeborenen und mußten zudem feststellen, daß diese oft noch weniger hatten.

In dieser Zeit habe ich nie ein Paket aus Europa erhalten oder Obst gesehen. So brach bei mir ein Skorbut aus, unter dessen Folgen ich heute noch leide. Daß bei dieser Kost mein Gewicht von Tag zu Tag abnahm, war zu verstehen, ebenso daß meine Krankheit dadurch immer schlimmer wurde. Hätte diese »Diät« noch einige Monate oder Wochen angedauert, würde ich gewiß nicht mehr lebend aus dem Tschad nach Hause gekommen sein.

Mancherlei wichtige Erfahrungen

Die Theorie verschiedener Missionare, daß man sich vom Land ernähren solle, stimmt nur da, wo dies möglich ist und genügend Vitamine in der Nahrung vorhanden sind. Doch so etwas ist in einem Gebiet, wie es der Gera darstellt, auf die Dauer unmöglich. Ein Glücksfall war es jeweils, wenn wir auf unseren Reisen durch das Land hin und wieder von einem französischen Beamten eingeladen wurden. Dort gab es dann ein Festessen, will sagen, eine normale europäische Mahlzeit.

In Afrika wurde während der Kolonialzeit und teilweise auch nachher die Gastfreundschaft sehr gepflegt. Es war ganz selbstverständlich, daß ein Weißer, wenn er an einem Posten vorbeikam, eingeladen wurde; so pflegten wir es auch in Korbo. Jeder Weiße, besonders wenn er in abgelegenen Gegenden lebte, war froh, nach Wochen und Monaten wieder einmal ein Bleichgesicht zu sehen und sich mit ihm zu unterhalten. Einmal, als ich allein in Korbo war, wurde ich von einem durchziehenden Hydrologen, der sein Lager irgendwo in der Steppe unter einem Baum aufgeschlagen hatte, zum Nachtessen eingeladen. Jeder wird verstehen, daß bei solchem Essen nicht das Menü und die Etikette die Hauptsache waren, sondern die Freude, mit einem Menschen zusammenzusein, der den normalen Alltagsrahmen durchbrach. Eine Petroleumlampe wurde am Ast eines Baumes aufgehängt; darunter standen ein aufklappbarer Tisch und zwei Feldstühle, dies genügte, um für einige Stunden aus der Wirklichkeit in eine andere Welt zu fliehen.

Ein anderer Hydrologe hatte über die Regenzeit sein Lager etwa 35 km von Korbo entfernt aufgeschlagen; es war ein sehr feiner Mensch, sehr gastfreundlich und ein sehr guter Koch. Auf dem Ritt nach Mongo führte der Weg hin und wieder bei ihm vorbei, und immer war er froh, wenn ein Weißer bei ihm einkehrte. Dazu machte es ihm Freude, den Durchziehenden königlich zu bewirten und mit seinen selbstbereiteten Spezialitäten zu verwöhnen: pâte de canard, de porc, de lapin (Pastete mit Enten-, Schweine-, Kaninchenfleisch, die er selber jagte) usw. Dies bildete einen Höhepunkt auf dem 60 km langen Ritt durch Wasser, Schlamm und über Steine.

Dieser junge Mann wurde bei einer seiner Arbeiten in Äthiopien sinnlos von Rebellen getötet. Nie war er gegen Schwarze eingestellt gewesen, nie hatte er sich um etwas anderes gekümmert als um seine Arbeit. Eines der vielen unsinnigen Opfer, die die Nachkolonialzeit einleiten sollten.

Damals waren wir noch nicht so verwöhnt mit Post wie später. Wir erhielten sie während der Regenzeit von Abeche, denn in Mongo konnte kein Flugzeug landen. So kam es, daß wir bis zu drei Monaten ohne Verbindung mit Europa waren, und oft kam die Post unleserlich an, weil sie auf dieser 300 km langen Strecke auf dem Rücken der Ochsen durch Regen naß wurde oder weil diese ein Flußbett hatten durchqueren müssen.

Während dieses ersten Aufenthaltes machte ich einige Rundreisen zu Pferd im Gebiet um den Geraberg. Mit Paul N'gao, dem Evangelisten, ritt ich nach Temki, 60 km im Süden von Bitkine. Paul hatte sein Gepäck, Frau und Kinder auf einem Kamel plaziert, und ich ritt auf Rih (= Wind), meinem Pferd.

Es war Abend, als wir aufbrachen. Das nächste Dorf war 30 km von Bitkine entfernt. Bald überraschte uns die Nacht. Im Tschad wird es jeden Abend zwischen 17 und 18 Uhr Nacht. Ich ritt allein voraus. Bald war es stockdunkel. Von Zeit zu Zeit blieb das Pferd erschrocken stehen. Ich konnte überhaupt nichts sehen, dazu war es mir sterbenselend, wahrscheinlich überwältigte mich ein sehr starker Malariaanfall. Diese Krankheit befiel mich oft, wenn ich mit dem Pferd auf Reisen und müde war: Übergeben, Durchfall und schreckliche Kopfschmerzen, so daß jeder Schritt des Pferdes einen Schmerz im Kopf verursachte. Oft mußte ich absteigen und mich ein wenig hinlegen; mehr als einmal dachte ich, es wäre meine letzte Stunde.

Maoua, das nächste Dorf, schien nicht näher rücken zu wollen. Es war nachts, zwischen 23 und 24 Uhr, als ich es erreichte. Hunde fingen an zu bellen, und ich mußte zum Übernachten das Campement suchen, ohne gegessen zu haben.

Rih band ich draußen im Freien an einen Pfahl und legte ihm Hirse und Stroh vor, damit er neue Kraft schöpfen könne. Rih war so an mich gewöhnt, daß er mir jedesmal, wenn ich in der Nacht hustete — und das tat ich oft — durch ein Wiehern antwortete; so wollte er mich beruhigen und mir zu verstehen geben, daß er noch da und alles in Ordnung sei. Diese Gegend wurde von jeher von Arabern heimgesucht, die Pferde stehlen wollten und dabei besonders die schönen bevorzugten. Ein Araber, der keine Pferde, Kühe oder Kamele gestohlen hat, ist kein Mann und wird auch keine Frau finden. Wachsen wird sein Ansehen noch mehr, wenn er einen Menschen getötet hat.

Hier eine wahre Geschichte von einem Araber aus dem Stamm der Miserie:

»Ein solcher kam zum französischen Beamten, um sich über einen Mann zu beklagen. Um zu beweisen, daß er denselben getötet hatte, holte er die zwei Ohrläppchen aus der Tasche und legte sie dem Beamten auf den Tisch!!!«

In dieser Gegend von Maua gab es außer Arabern, welche die Pferde stahlen, auch viele Hyänen und Löwen. Das Pferd war während meines ersten Aufenthaltes ein treuer Freund, auf dessen Rücken ich einige Tausend km zurückgelegt habe.

Als ich auf meinem Feldbett zu schlafen versuchte, hörte ich in der Hütte (ohne Tür) schnuppern. Ich zündete die Taschenlampe an und sah einen Schakal die Hütte verlassen. Es ging ihm wie mir: er mußte mit leerem Magen die Nacht verbringen, wenn er nicht mehr zu fressen fand, als was in meiner Hütte vorhanden war.

Um 6 Uhr morgens ging die Reise weiter. Es würde sehr heiß werden, bis zu 42 Grad im Schatten, und so galt es, die besten Stunden zum Reiten zu benützen. Keine Strecke schien mir trostloser, einsamer, monotoner und langweiliger als diese 30 km von Maua bis Temki. Das Pferd scheint nicht vom Platz zu kommen. Ein Baum gleicht dem anderen. Alle haben sie keine Blätter, nur Dornen. Die Piste ist schnurgerade, und das Ende ist nicht abzusehen. Auf dieser ganzen Strecke begegnete ich nur zwei Eingeborenen, denn sie wird auch von diesen gefürchtet, da es nirgends Wasser gibt und oft Überfälle von Nomaden erfolgen. Dazu sind Hyänen und Löwen gar nicht selten. Als die Sonne immer höher stieg und erbarmungslos auf uns niederbrannte und die Hitze bald 70 Grad erreicht haben würde, suchte das Pferd, wenn es einen Baum mit ein wenig Blättern sah, den Schatten auf. Es dachte wohl: »Solch einen verrückten Reiter habe ich noch nie gesehen.« Doch haltmachen durften wir nicht, wir mußten vorwärts.

Endlich, als die Sonne im Zenit stand und der Schatten direkt unter dem Bauch des Pferdes lag, kam Temki in Sicht. Noch einige Kilometer, und wir waren am Ziel.

In Temki führte ich den Evangelisten Paul ein und hielt einige Evangelisationen. Paul blieb leider nur ein paar Wochen dort. Er wurde von dem für jene Gegend zuständigen französischen Regierungsbeamten fortgejagt. Die französische Behörde hat oft die Tragweite und die Folgen der Missionsarbeit nicht erkannt und hat die Araber bevorzugt, und zwar gerade diejenigen, die auf die Weißen und besonders auch auf die Missionare nicht gut zu sprechen waren. Die christlichen Länder haben schon 1951 ihren Auftrag nicht erkannt und haben ihn der kurzsichtigen Politik geopfert. Kein Wunder, daß wir dem Chaos entgegengehen! Von dieser Reise und unserem Aufenthalt in Temki ist heute noch Frucht zu sehen. Etliche Christen leben jetzt noch dort. Die Strapazen waren also nicht umsonst.

Während des Aufenthalts in Temki und überhaupt während meiner Reisen durch die Dörfer habe ich oft bei diesen Primitiven zu Abend gegessen. Eine Frau, mit Lendenschurz und Ziegenfell bekleidet, bereitete am Boden der Hütte auf einem offenen Holzfeuer die Hirse und die Soße zu. Es war gut, während der Zubereitung nicht hinzuschauen. Durch das Kochen wurde ja alles steril.

Sehr gefährlich war es, wenn einem auf einem Ritt das Wasser ausging. Einmal blieben mir noch etwa 13 km bis nach Hause, und Wasser hatte ich keines mehr. Es war sehr heiß. Mein Gaumen war ganz ausgetrocknet. Ich mußte Wasser finden. Beim Dorf Djirkadje fand ich ein Wasserloch mit grünem, stinkigem Wasser, in dem die Ziegen, Kühe und Pferde standen und tranken. Ich hielt an, machte mir ein Feuer, um wenigstens die Erreger und Bakterien unschädlich zu machen. Doch der Geschmack und die Farbe des Wassers blieben ja, das warme Wasser stank noch mehr, es wäre das beste Mittel gewesen, um einem das Trinken abzugewöhnen.

In einer anderen Gegend kam ich ein anderes Mal durstig in ein Araberdorf. Ich bat um Milch, die sie auch bald in einer Kürbisschale brachten. Da ich wußte, daß bis zu 70 Prozent der Araber dieser Gegend von Syphilis befallen sind und oft auch schmutziges Wasser — wenn nicht Kuhurin — in die Milch schütten, nahm ich mein Taschentuch und setzte es zwischen Milch und Mund als Filter in der Hoffnung, damit wenigstens die dicksten Erreger und Bakterien abzuhalten!

Nachdem Paul eingeführt war, trafen ein Araber als Begleiter mit seinem Kamel und ich mit Rih die Vorbereitungen für den Rückritt nach Bitkine. Die Hauptsache war das Wasser und eine kräftige Nahrung für das Pferd, d.h., Rih bekam am Abend vor der Abreise von Temki eine gute Portion Hirse, denn Hirse ist eben hier die einzige Nahrung für Mensch und Tier. Um die 60 km an einem Tag zurückzulegen, mußten wir vor Sonnenaufgang aufbrechen. Kaum hatten wir Temki verlassen, sagte mir der Araber, auf die endlose Strecke vor uns deutend: »Monchie (Monsieur), du mußt mit mir reiten, denn auf dieser Straße gibt es viele wilde Tiere, ich habe Angst, und du hast ein Gewehr.«

Gegen Mittag erreichten wir Maoua. Es wäre schon überaus genug gewesen für Tier und Reiter, doch wir machten nur einen kurzen Halt, das Pferd bekam zu trinken, der Araber nahm etwas Nahrung zu sich, und dann ging die Reise weiter, um die letzten 30 km zurückzulegen.

Nach einigen Stunden, als wir an einem ausgetrockneten Flußbett entlangritten, sah ich im Schatten eines Baumes Tiere im Sand liegen. Ich lenkte mein Pferd nach dieser Stelle und dachte, es wären Antilopen, doch plötzlich standen die Tiere auf, und ich sah ein Rudel Hyänenhunde vor mir.

Das Pferd hatte zum Glück keinen Wind von den Tieren erhalten, so daß es ruhig weiterschritt. Was hätte ich zu tun vermocht, wenn das Rudel auf uns zugekommen wäre? Diese Tiere kennen keine Angst und laufen auch nicht fort, selbst wenn einige von ihnen getötet werden.

Brehm schildert diese Hyänenhunde folgendermaßen sehr treffend: »Eine der großen, wehrhaften Säbelantilopen ist von ihnen aufgeschreckt worden. Sie kennt ihre Verfolger und eilt mit Aufbietung aller Kräfte ihrer federnden Läufe durch die Steppe dahin. Ihr nach stürmt die Meute, kläffend, heulend, winselnd und in unbeschreiblicher Weise Laut gebend, ich möchte sagen: aufjauchzend, denn die Laute klingen wie helle Glockenschläge. Der Lauf der bunten Jäger ist ein niemals ermüdender, langgestreckter Galopp, ihre Ordnung wohlberechnend. Sind die Vordersten ermattet, so nehmen die Hintersten, die durch Abschneiden der Bögen ihre Kräfte mehr geschont haben, die Spitze, und so lösen sie sich ab, solange die Jagd währt. Endlich ermattet das Wild, und die Jagd kommt zum Stehen. Auf ihre Stärke vertrauend, bietet die Antilope den mordgierigen Feinden die Stirn. In weiten Bögen fegen die schlanken spitzen Hörner über den Boden. Wird auch einer oder der andere Verfolger tödlich getroffen, so liegt doch in der Regel das Wild schon nach Verlauf einer Minute röchelnd, verendend am Boden!«

Beim Sultan Kabira

Mein Reisegefährte auf seinem Kamel war so nahe wie möglich an meine Seite gekommen und spornte sein Reittier anhaltend an, damit es mit meinem Pferd Schritt hielt, doch die Hyänenhunde reagierten nicht. Vielleicht haben sie sich von einer Jagd ausgeruht und waren gerade am Verdauen.

Als wir später einmal nach Bitkine fuhren, begegneten wir einem Rudel Hyänenhunde, die gerade eine Gazelle zerrissen hatten. Ich trug zufällig das Gewehr bei mir und schoß deren zwei, doch die anderen rannten nicht fort, sondern blieben bei den toten Tieren, bis wir mit dem Auto ganz nahe hingefahren kamen.

Während einer Reise zu den Djongor-Gera machte ich in Mukulu halt. Ich stieg im Lager ab, das neben dem Gehöft des Sultans Kabira lag. Als Kabira hörte, daß der Nasara Ana Indjil da war, ließ er mir sofort Wasser für eine Dusche bringen, auch Verpflegung für das Pferd und für den Weißen — für mich — ein Huhn. Dieses gab es dann am Abend zur Feier des Tages mit Soße zu der gewöhnlichen Boule de mil.

Nachmittags kam der Sultan oft unter den großen Schattenbaum Figus neben dem Lager und hielt seine Palaver ab, wobei es oft sehr laut zuging, denn alle redeten, und keiner (so schien es wenigstens) hörte zu.

Wenn er fertig war, konnte ich die Gelegenheit des »gefüllten Gerichtssaals« ausnützen, um mit meiner Botschaft einzusetzen. Ein Ereignis, das sich gerade vor unsern Augen abgespielt hatte, diente oft als Einführung. Nach der Evangelisationsbotschaft blieben Kabira und sein Gefolge noch bei mir im Lager. Wenn möglich, stellte ich Fragen über Sitten und Gebräuche und erzählte diesen Primitiven von den Fortschritten der Weißen. So sagte ich ihnen eines Nachmittags, es gäbe Flugzeuge, die, wenn man sie hier hört, schon dort seien, und zeigte mit der Hand eine Richtung am Himmel. Kurz darauf hörte man in der Stille der Steppe, in die zu jener Jahreszeit nicht einmal ein Auto eindringt, ein Motorengebrumm, und siehe da, ein Flugzeug näherte sich und hielt Kurs in jener Richtung, die ich vorher angegeben hatte. »Der Weiße von Korbo ist ein großer Prophet, sonst hätte er nicht wissen können, daß ein Flugzeug kommt, und noch weniger etwas von seiner Flugroute in einem Gebiet, wo höchst selten einmal ein metallener Vogel vorbeifliegt.« Durch dieses Ereignis war mein Ruf bei den Djongor-Gera gemacht.

Nun zurück in die Einsamkeit. Dort hat man den Eindruck, ein Teil der Natur zu sein, man hört noch deren Musik, den Ruf der Tauben, das Gezwitscher der Vögel, das Brüllen des Löwen, das Schreien und Lachen der Hyänen. Nichts wird durch den schrillen Ton der Technik gestört, dort ist die Steppe von den Tieren bewohnt, die wir nur von Bildern oder Zoos her kennen. Und doch ist der Urheber des Sündenfalls mit seinen Folgen auch bis in diese abgelegene Ecke der Erde gedrungen. In dieser Steppe habe ich Krankheiten und Not gesehen, wie man sie in unseren zivilisierten Ländern nicht mehr kennt. Nicht die geringste Hilfe war vorhanden. Wäre einem von uns etwas zugestoßen, so wären wir nie mehr aus dieser Steppe herausgekommen, denn an Gefahren hat es nicht gefehlt, sei es durch Schlangen, deren es sehr viele gibt zu Land und auch im Wasser, das es oft zu durchqueren galt, oder durch wilde Tiere, Krankheiten, Epidemien usw...

Nach 16 Monaten sollte Liliane, meine Braut, in den Tschad kommen. Wie freute ich mich! Sie hatte ihre Ausbildung als Krankenschwester beendet und den medizinischen Tropenkurs in Basel absolviert.

Mit dem letzten Auto, das noch vor der Regenzeit nach Fort-Lamy fuhr, konnte ich mitfahren, um sie abzuholen. In der Hauptstadt erhielt ich die Nachricht, Liliane sei wegen Krankheit verhindert, auszureisen.

Mit Dr. Olley besprach ich die Lage, und wir kamen zu dem Schluß, daß es ratsam sei, ich reiste nach Europa zum Aufbau einer Heimatbasis, die noch nicht existierte. Bei gleicher Gelegenheit könnte ich auch die Ausrüstung zur Einrichtung einer Poliklinik anschaffen, damit Liliane gleich nach ihrer Ankunft mit ihrer Arbeit beginnen könnte. Denn wäre sie, wie vorgesehen, mit dem Flugzeug gekommen, so hätte sie nur 30 kg Gepäck mitbringen dürfen, und dies wäre für den Anfang einer

Missionsarbeit in einem verlorenen Gebiet, wie es der Gera war, soviel wie nichts gewesen.

Ich schrieb den Eltern, und sie sandten Geld für die Heimreise. Eine Fluggesellschaft, welche kurz darauf bankrott machte, hatte günstige Preise. Der Flug dauerte drei Tage. Heute ist er bedeutend teurer, dauert aber nur fünf Stunden.

In Fort-Lamy hatte ich nach langer Zeit wieder einmal Gelegenheit, Brot zu essen. Ich kaufte ein großes Pariser Brot, schnitt es durch, strich Marmelade darauf und aß es alles auf einmal auf! Ich war wirklich ausgehungert. Da ich nicht mit einer Europareise gerechnet hatte, hatte ich meine Kleider in Bitkine gelassen und konnte sie auch nicht mehr nachsenden lassen, da die Regenzeit die Verbindung mit der Steppe unmöglich machte.

Ein Missionar, der ebenfalls nach Europa reiste, gab mir einen Anzug, in welchen ich zweimal hätte gesteckt werden können. Ich füllte ihn nur halb aus. So trat ich mit einer Handtasche meine erste Heimreise an aus dem Land, aus dem ich nie wieder herauszukommen gedacht hatte.

In Europa

Als ich in Straßburg angekommen war und vor der Haustür stand, öffnete die Mutter mit den Worten: »Es ist mir, dein Geist stehe vor der Tür.« Tatsächlich war ich fast zu einem Skelett abgemagert.

Nach den »sieben mageren Jahren« kamen nun einige fette Wochen. Der Kalziummangel löste einen Heißhunger nach Käse aus, und es kam vor, daß ich nach dem Essen einen ganzen Camembert auf einmal aufaß.

Als ich Liliane in Basel besuchte, gingen wir ins Bahnhofbüffet. Da stand ein Teller mit 6 Hörnchen (Gipfeli); ich aß sie alle auf und bestellte noch einmal einen Teller voll. Der war auch bald leer, zum großen Erstaunen der Serviertochter.

Als sich Liliane von ihrer Krankheit erholt hatte, konnten wir heiraten. Unsere Hochzeitsreise begann am nächsten Tag mit Missionsvorträgen, die bis auf den heutigen Tag andauern, denn bis heute sind wir immer unterwegs, entweder zwischen Afrika und Europa oder in Europa viel auf Vortrags- und Dienstreisen.

Schwierigkeiten und kritische Bemerkungen, oft von seiten solcher, von denen wir sie nicht erwartet hätten, halfen nur, zu lernen, nicht auf Menschen zu blicken, sondern unser Vertrauen auf den zu setzen, der uns gerufen hatte und auf dessen Treue wir uns verlassen durften. Die hatten wir bereits vielfach erfahren.

Während in Europa die Konjunktur zu steigen anfing und der Wettlauf um Sicherheit, Wohlstand und Luxus von Jahr zu Jahr umfassender wurde, sind wir in die Ungewißheit eingegangen für Gegenwart und Zukunft. Für viele bedeutete der von uns eingeschlagene Weg eine Verrücktheit. Oft mußten wir ein bedauerndes Lächeln bemerken, wenn man uns seine Meinung nicht direkt offen ins Gesicht sagte.

Ein Ethnologe, Herr Prof. Dr. Peter Fuchs, der schon wiederholt nach Korbo gekommen war und auch schon einige Monate mit uns gelebt hatte, sagte uns: »Man muß schon verrückt sein, um seine besten Jahre in diesem Gebiet zu verbringen unter solch primitiven Menschen und Verhältnissen.«

An den Schlüsselstellungen der Gemeinde und insbesondere der Mission standen und stehen immer diese Verrückten, diese Außenseiter, die sich nicht durch menschliche Gesetze und Schranken zurückhalten lassen, um die Botschaft der Liebe zu verbreiten.

Gott hat das erwählt, was vor der Welt verrückt ist, um durch diese göttliche Torheit die Weltweisen zu beschämen. Letztlich liegt ja doch nur im Evangelium, d. h. in Christus, die Kraft, welche die Welt in bessere Bahnen leiten und das Leben eines Menschen ändern kann, und nicht in der Wissenschaft, der Philosophie, der Politik oder auch der Religion.

Wenn es scheint, als hätte das Christentum seinen Auftrag nicht erfüllt, als hätte es Schiffbruch erlitten und versagt, so liegt der Fehler nicht am Christentum und am Evangelium, sondern an uns Menschen. Wir waren nicht bereit, den Preis zu bezahlen. Kirche und Welt wurden vom Christentum und von Gott eine Karikatur dargeboten, ja, der Gott des Alten und des Neuen Testamentes ist anders, als man ihn im allgemeinen kennt. Daniel 6, 27: »Er ist der lebendige Gott, der ewiglich bleibt, und sein Königreich ist unvergänglich, und seine Herrschaft hat kein Ende.«

Nicht Gott hat sich geändert, sondern der Mensch; nicht Gott ist schwach geworden, sondern unser Glaube. Der Schritt des Glaubens war für uns kein leichter und selbst gewählter, sondern ein von den Umständen und Verhältnissen bedingter. Diese Entscheidung hat natürlich unser ganzes Leben geprägt und in uns auch dem Materiellen gegenüber eine andere Einstellung erzeugt, als wenn wir als Angestellte einer Gesellschaft oder Kirche gearbeitet hätten.

Mühsam mußten wir nicht nur auf dem Felde eine Station aufbauen, sondern auch in der Heimat einen Hinterhalt. Darum wissen wir den Wert beider sehr zu schätzen. Zu allem, was die Arbeit von Korbo angeht, haben wir eine persönliche Beziehung und Verbindung, sei es auf geistigem oder auf materiellem Gebiet.

Wie mühsam waren doch die ersten Missionsvortragsreisen in Europa, die wir mit der Eisenbahn machten, das Material für Lichtbilder und den oder die Koffer von einem Ort zum andern schleppend!

Einmal wollte ich im Winter im Berner Oberland auf einen ganz abgelegenen Bauernhof. Da ich durch meine Bronchiektase immer Mühe habe, Berge zu ersteigen, und das besonders mit Lasten, kam ich fast nicht mehr vorwärts und mußte mir bei jedem Schritt zurufen: »Es ist des Herrn Arbeit für die Allerärmsten in Korbo«, sonst wäre ich wieder umgekehrt.

Oft mußten wir mit Apparat, Leinwand, Dias und Koffer einen weiten Weg in abgelegene Dörfer zurücklegen, wo die Freunde oft weit vom Bahnhof wohnten; aber wir taten es, weil wir wußten, daß das Sein oder Nichtsein der Arbeit von diesen Besuchen abhing.

Meistens waren es kleine Stubenversammlungen, in denen wenig Menschen zugegen waren; aber wir suchten ja nicht die Masse, sondern treue Beter und Mitarbeiter, die Gott selber dazu rufen mußte und die fähig wären, eine Last zu tragen. Nicht jeder Christ ist mündig, um in die Gemeinschaft der Leiden Christi einzugehen.

So wuchs der Kreis von Freunden, und fast alle kennen wir persönlich und sind auch mit ihnen durch das Band der Liebe, des Gebets und des Geistes verbunden bis auf den heutigen Tag.

Während der verflossenen Jahre mußten wir oft erleben, daß wir dem Feind nicht nur auf dem Felde gegenüberstanden, sondern daß er auch in der Heimat sein vernichtendes Werk zu treiben versuchte; ist er doch der Zerstörer und Lügner von Anfang, der Urheber alles Negativen!

Hatten wir Mangel, so war keiner von jenen, die dem Zerstörer Raum gaben, bereit, uns zu helfen. Aber als wir trotz allem Jahre hindurch ausgehalten hatten und Gott uns offensichtlich gesegnet hatte, versuchte man, uns in ein menschliches System hineinzuzwängen.

Wie konnten wir, nachdem wir das Vertrauen von Anfang an auf Gott gesetzt hatten, diesen Wechsel vornehmen? Es war unmöglich, denn wäre so nicht die Glaubensschule umsonst gewesen? Da in diesem Gebiet keine Missionsgesellschaft gearbeitet hatte, war es unsere ungesuchte Führung, allein in der Abhängigkeit von Gott diese Arbeit aufzubauen. Und hatte nicht unser Vertrauen auf Gott während mehr als 30 Jahren sich als ein bewährter Glaubensweg bewiesen?

Hätte nicht der, der uns gerufen hat, bis auf diesen Tag durchgeholfen, hätten wir nicht ein einziges Jahr in dieser Pionierarbeit ausgehalten. Alles, was wir an Schwierigkeiten, Entbehrungen, Mangel, Krankheiten, Prüfungen, aber auch an

Segnungen empfingen, nahmen wir aus seiner Hand und taten es für ihn.

Der Weg des Glaubens ist ein schmaler Weg, auf dem man den Mitwanderer am besten kennenlernt.

Sehr oft fühlten wir uns allein, sehr allein, ganz besonders wenn wir vor wichtigen Entscheidungen standen. Wie gerne hätten wir in solchen Lagen eine Aufmunterung erhalten, doch mußten wir erfahren, daß wir auch da, ja besonders da, allein waren vor und mit Gott. Doch hatten wir die Gewißheit und den Beweis, daß eine stille Schar täglich hinter uns steht in der Fürbitte.

Der Weg der Christen ist ein individueller; keiner kann für den andern glauben, jeder steht allein vor Gott.

Unser Grundsatz ist, keinen Aufruf um finanzielle Hilfe zu machen und keinen Staat um Subventionen zu bitten. Im Laufe der Jahre wurden uns Hilfe und Subventionen angeboten, doch wir haben sie abgelehnt; wir hätten für Liliane monatlich vom Staat einen Lohn von etwa F 1 200,— erhalten können. Doch die Arbeit in Korbo ist unseres Meisters Sache, und er hat die Verantwortung für sein Werk und seine Arbeiter übernommen.

Die Ehre gebührt nur dem, der aus dem Nichts etwas machen kann. Auch auf Kranken- und Altersversicherung haben wir verzichtet, da wir weder angestellt waren noch festes Einkommen hatten und uns darum nicht verpflichten konnten, Beiträge zu zahlen. So sind wir in allem von Gott selber abhängig. Es wurden auch nie Schulden gemacht, wir haben mit dem gearbeitet, was uns durch die Freunde freiwillig geschickt wurde.

Es kam hin und wieder vor, daß wir nicht wußten, wie wir die Arbeiter bezahlen würden, da weder ein geregeltes Einkommen noch eine Garantie vorhanden waren. Aber auch den Arbeitern brauchten wir nichts schuldig zu bleiben, und die Bauarbeiten sowie die ganze Missionsstation funktionierten, als hätten wir nie Mangel gehabt. Gott gab uns die Weisheit, einzuteilen; so war auch die Arbeit ein Zeugnis seiner Treue.

Als ich 1948 die Künstlerlaufbahn verließ, um meine jungen und besten Jahre der Missionsarbeit zu widmen, hätte ich nie gedacht, daß die Kunst ein Talent sei, das man ein für allemal auf die Seite stellen kann.

Ein Talent kann nicht einfach unterdrückt werden. Es ist eine Kraft, die wie das Leben an die Oberfläche kommen will und muß, um Frucht zu tragen.

Warum sollen wir unsere Talente nicht gebrauchen, um durch sie Gott und seinem Werk zur Ehre zu dienen? Auf diesem Gebiet durfte ich ebenfalls erfahren, daß, was wir auf den Altar legen, Gott uns geheiligt wieder zurückgibt. Gott verlangt kein Opfer, welches er nicht hundertfältig zurückerstattet.

Während der ersten 10 Jahre konnte ich auf dem Missionsfeld keine schöpferische Arbeit in der Kunst vollbringen. Die Zeit war durch den Aufbau der Station voll in Anspruch genommen; doch im Laufe der Jahre gelang es mir, etwa 2 Stunden pro Tag der Kunst zu widmen und afrikanische Porträts und Landschaften auf der Leinwand festzuhalten.

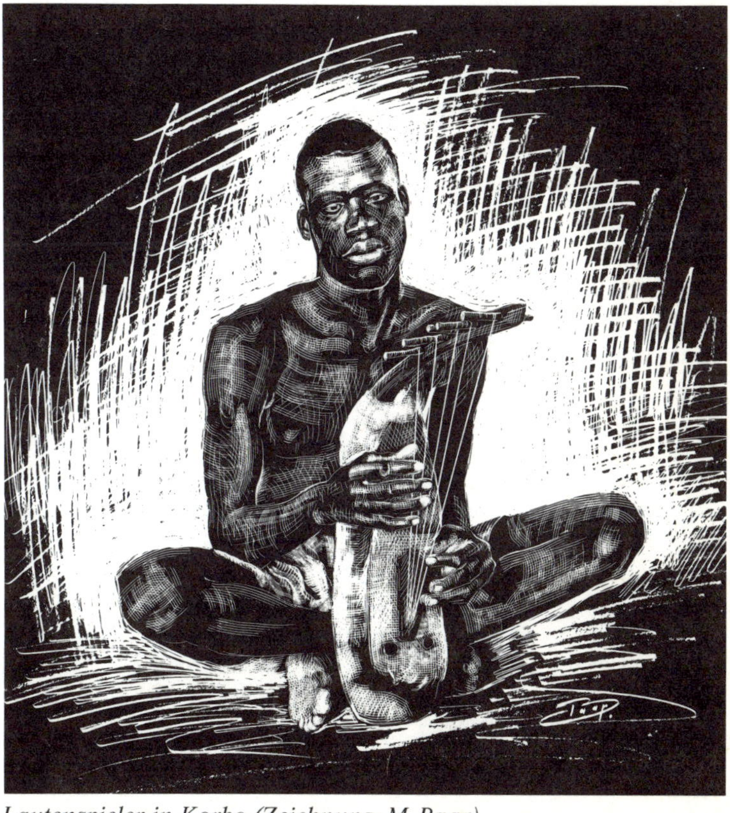

Lautenspieler in Korbo (Zeichnung: M. Baar)

Die Ausstellungen, die ich machen durfte, waren jedesmal von Erfolg gekrönt, und auf dem Verkauf lag Gottes Segen.

Durch den Verkauf erst von Kunstkarten und später von Bildern und Kupferstichen konnten wir einen Propagandafonds gründen, durch welchen wir die Auslagen für Filmmaterial und Apparate weitaus decken konnten, so daß die Missionskasse dadurch nicht belastet wurde. Übrigens: den ersten Fotoapparat erhielten wir als Hochzeitsgeschenk von unseren Eltern und die erste Filmkamera von zwei lieben Freunden. An einem Weihnachtstag daheim klingelte es, und als ich die Tür öffnete, war kein Mensch da, aber ein Paket lag vor der Tür und darin eine 8-mm-Kamera! Welch eine Überraschung und Freude! Mit dieser Kamera konnten wir die lebendigen Filme drehen, die in den Vorträgen so viele Menschen beeindruckt haben und die Not der Eingeborenen auf manches Herz legten. Den Projektionsapparat hatte Papa Schmitt gekauft mit dem Erlös aus von ihm gesammeltem Altpapier.

Wir wissen, was es für eine große Arbeit ist, Medikamente zu sortieren und zu verpacken, damit auf der weiten Reise nichts beschädigt wird. Was ist es auch für eine Arbeit, die gebrauchten, gesammelten Kleider auszubessern, aus alten Stoffresten Decken zu schneidern, aus Woll- und Garnresten Binden zu stricken, zu rollen usw. Auch die Korrespondenz und die Kassenbücher müssen geführt, Rundbriefe versandt werden. Es war für uns immer wieder ein großes Geschenk, treue, sich aufopfernde Mitarbeiter zu finden. Ihnen allen sei hier unser innigster Dank ausgesprochen. Der Herr möge es ihnen vergelten! Ganz, ganz herzlich möchten wir hier auch den Herren Ärzten danken für ihr honorarfreies Pflegen; besonders unserem Zahnarzt Herrn Dr. Schmutz, der, seit wir in der Mission sind, getreu unsere oft sehr geschädigten Zähne behandelt; denn in Korbo sind es 500 km bis zum nächsten Zahnarzt, und so werden die Schäden für den Urlaub aufgespart. Innigen Dank auch für die liebevolle Aufnahme in Bethesda, Basel, während Lilianes schwerer Krankheit.

Unser Dank gilt auch den Freunden, bei denen wir Ferien machen konnten und uns jeweils von den Strapazen im Tschad erholen durften. Wir haben es erfahren, daß Gott für seine Kinder sorgt. Sein Wort ist wahr: »Bringe dein Anliegen vor den Herrn; er wird dir geben, was dein Herz wünscht« (Ps. 37, 4).

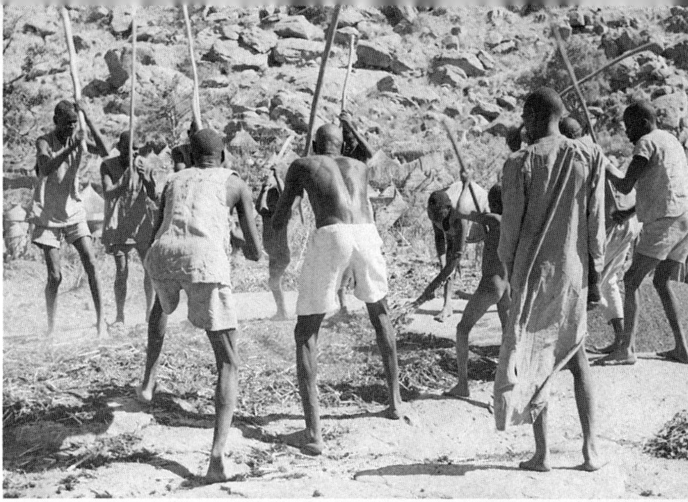

echts oben:
eim Hirse dreschen
siehe Seite 26)

litte:
eim Hirse mahlen
siehe Seite 26)

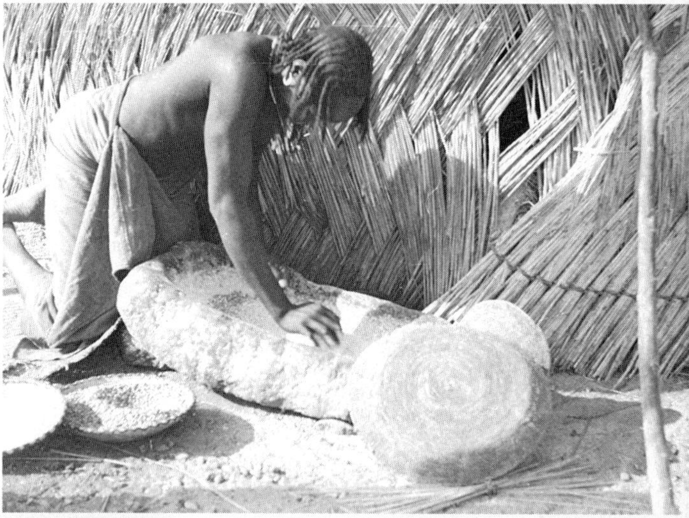

echts unten:
rste gemeinsame Aus-
eise, Abfahrt von Straß-
urg
iehe Seite 41)

inks unten:
jenda: in einer Hütte,
o wir 3 Monate wohn-
n
iehe Seite 49)

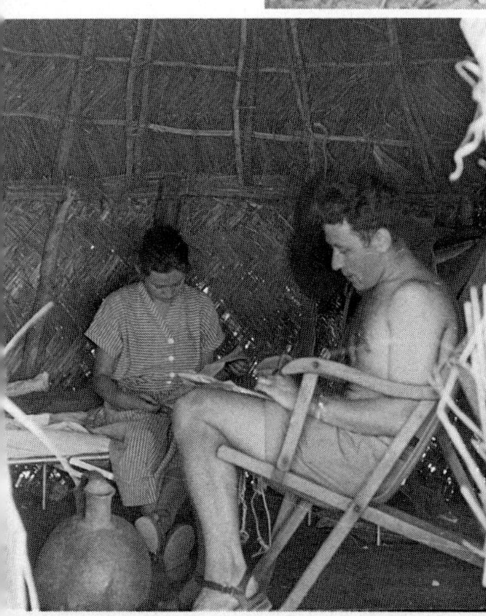

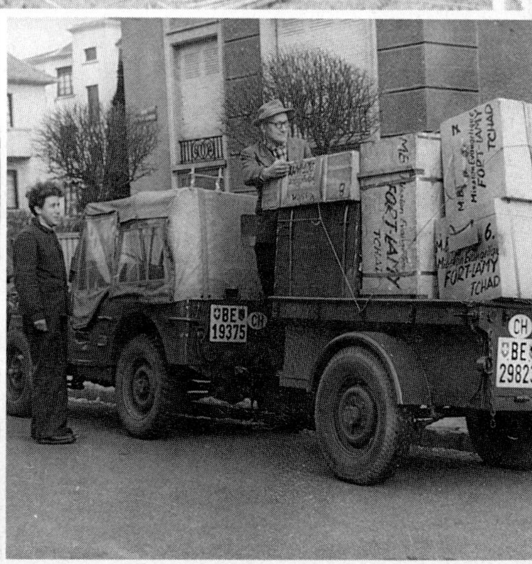

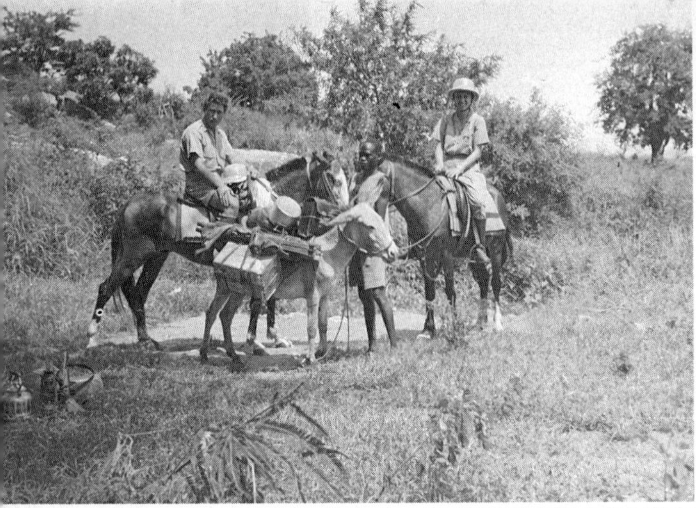

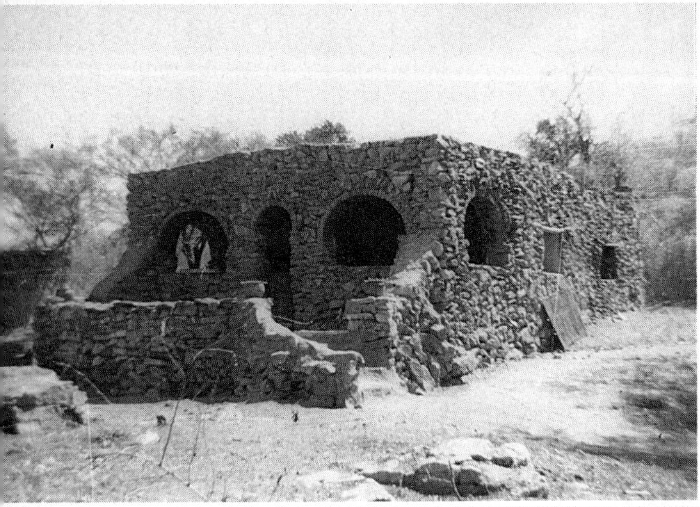

Links oben:
Aufbruch in den Stam
der Dangaleat
(siehe Seite 51)

Mitte:
Unser erstes von Mariu
erbautes Wohnhaus in
Bitkine
(siehe Seite 51)

Links unten:
Walter Uttermann und
Marius beim Bau der
Kapelle
(siehe Seite 60)

Rechts unten:
Kapelle in Korbo
(siehe Seite 60)

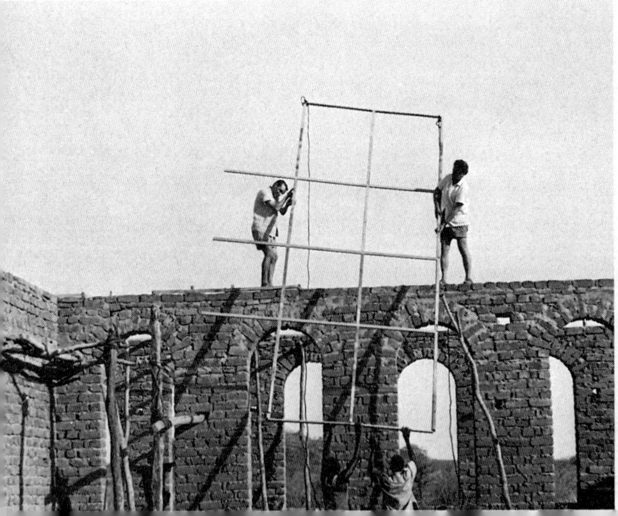

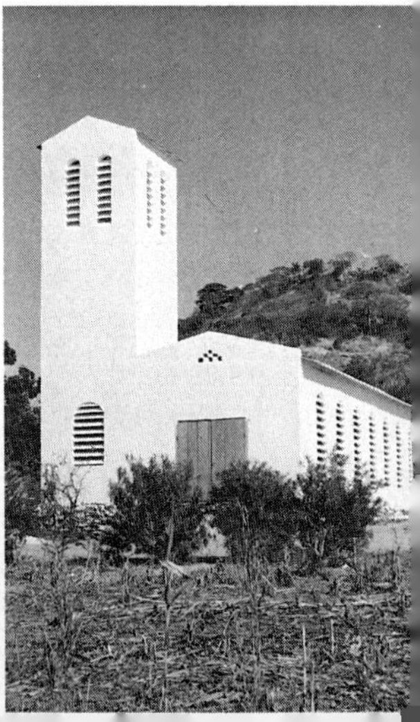

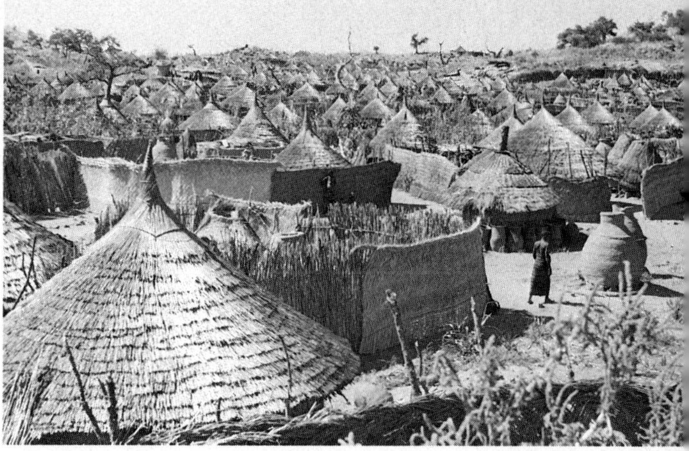

Teilansicht von Korbo
(siehe Seite 55)

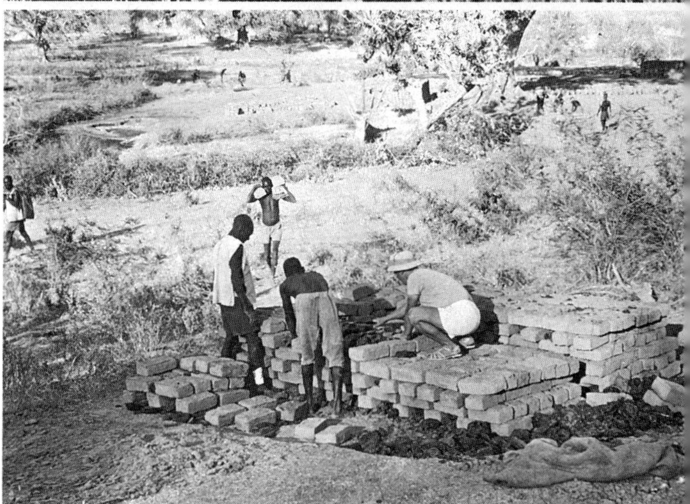

Aufbau eines Ziegelstein-Ofens
(siehe Seite 56)

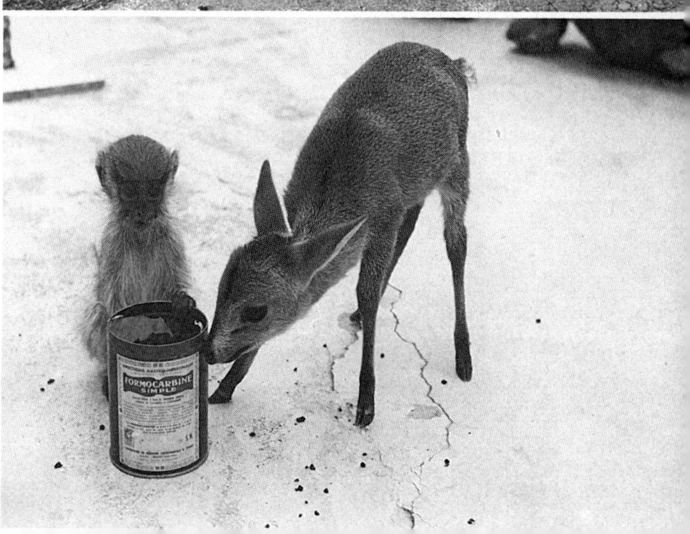

„Viel Freude bereiten mir die Tiere“
(siehe Seite 110)

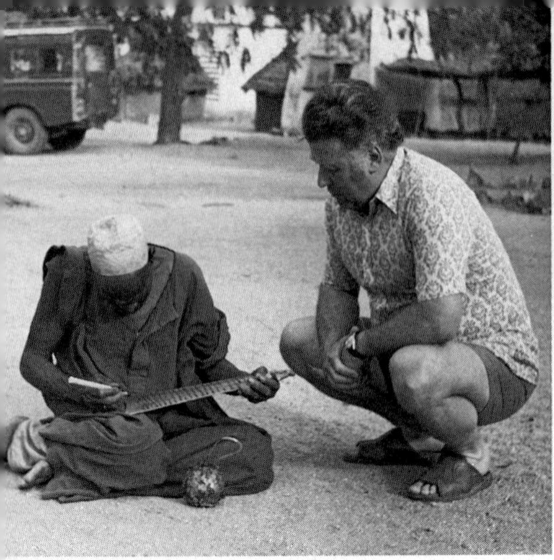

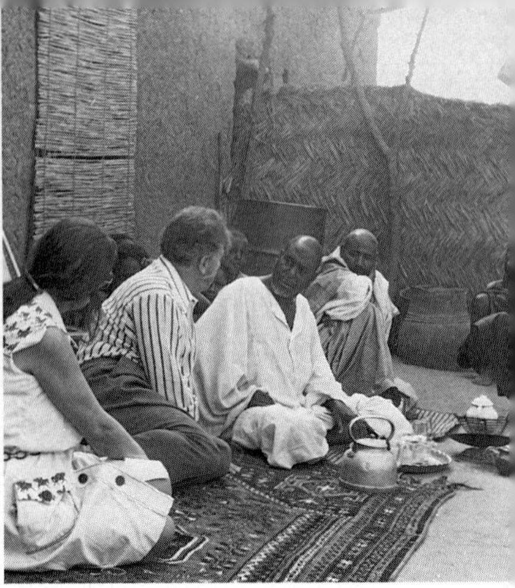

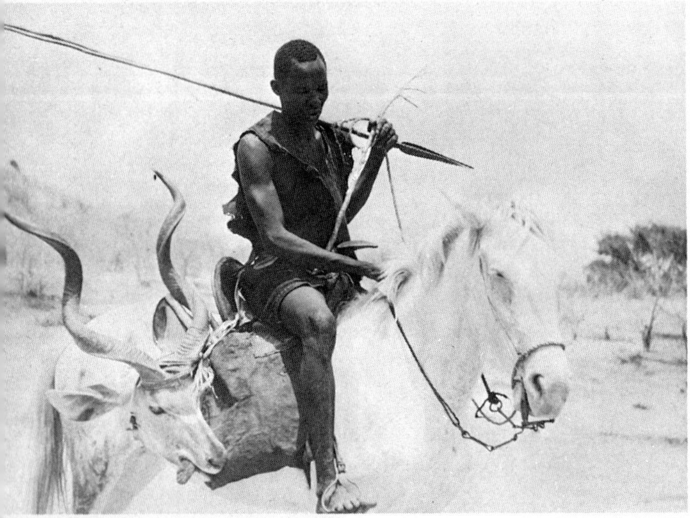

Links oben:
Marius im Gespräch mit Faki Dalam (siehe Seite 62)

Rechts oben:
Auf Besuch bei Makkai, dem Sultan der Humar-Araber (siehe Seite 62)

Mitte:
Heimkehr von der Jagd mit Kudu-Kopf (siehe Seite 74)

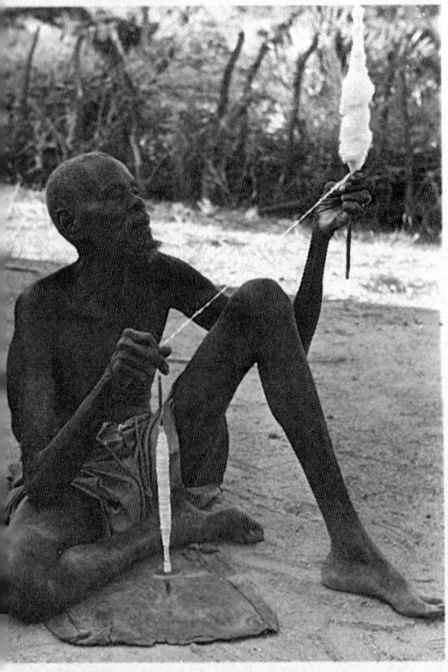

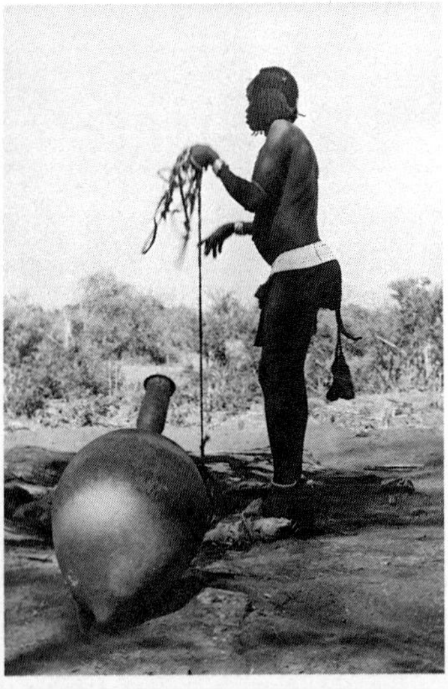

Links unten:
Djindi, ein ehemaliger Margai-Priester, beim Spinnen von Baumwolle (siehe Seite 78)

Rechts unten:
Dangaleat-Frau in Korbo beim Wasserschöpfen (siehe Seite 78)

Zweite Ausreise (mit Liliane)

1. Die Vorbereitungen und die Fahrt nach Marseille

Am 31. Januar 1953 waren in Straßburg die 18 Kisten gepackt und am Vorabend der Abfahrt auf den Anhänger geladen worden. So warteten der alte müde Militärjeep und der Anhänger auf die lange Reise. Der Anhänger wurde uns von einem lieben Schweizer Freund geschenkt, Herrn Schneiter aus Thun.

Es war sehr, sehr kalt, und die Straßen waren vereist. Mit unseren Eltern aßen wir gemeinsam zu Mittag. Zwei Freunde gesellten sich noch hinzu, um uns nachzuwinken. Die Trennung und das Loslösen von all denjenigen, die man liebt, ist nicht leicht, und mit schwerem Herzen fuhren wir in den kalten, grauen Wintertag hinein.

Die Reise war keine Fahrt ins Ungewisse und ins Abenteuer, sondern in eine schon erlebte, krasse und traurige Wirklichkeit. Meine Erfahrungen kamen Liliane zugut, so daß auch sie nicht ganz und gar der Fremde entgegenfuhr. Es bedurfte aber wirklich eines Rufes und unerschütterlichen Vertrauens und Glaubens an den, der gerufen. Am Vorabend vor der Abreise war das Auto auf Öl, Wasser usw. überprüft worden, und wir hofften, ohne Schwierigkeiten bis Marseille zu gelangen.

In Mülhausen übernachteten wir bei lieben Freunden, Herrn und Frau Salzmann, und am Morgen vor dem Abschied fragte er mich, ob ich das Öl nachgeschaut habe. Ich hatte wirklich nicht daran gedacht, denn schon nach 100 km schien mir das nicht nötig. Beim Überprüfen stellte ich jedoch fest, daß nur noch ein Minimum an Öl vorhanden war. Der Motor war defekt. Der Freund sagte, daß wir so nicht nach Afrika könnten, und wechselte uns liebevoll kostenlos den Motor aus.

Mit zwei Tagen Verspätung fuhren wir dann mit unserem neuen Motor im alten, kriegsmüden Jeep weiter nach Süden.

Wegen unseres vollgeladenen Anhängers durften wir nicht zu schnell fahren. An einem Sonntag, als wir gerade in eine Kurve fuhren, brummte der Motor normal, doch die Räder reagierten nicht. Obschon ich Gas gab, bewegte sich der Wagen immer langsamer und stand schließlich still. Die Kraft des Motors übertrug sich nicht auf die Räder. Nun standen wir auf offener Strecke. Ich machte mich zu Fuß zum nächsten Dorf auf, um einen Garagisten zu suchen. Er war auf dem Fußballplatz. Ich ging sofort dorthin und fragte nach ihm. Zum Glück war er nicht bei den 22 Mann, die dem Ball nachliefen, sondern bei den etwa 150, die den Ball mit den Augen verfolgten. Nach einigem Umfragen fand ich den Mann, einen richtigen Franzosen mit Béret und Holzschuhen. Er begleitete mich zum Auto, nahm die Kurbel, probierte und sagte dann: »Da kann ich nicht helfen, ich werde an eine große Garage in Bourg telefonieren, damit man Sie abschleppt.« Er entfernte sich, und wir warteten eine Stunde, es kam aber kein Mensch. Vielleicht war der Garagist erst nach Beendigung des Fußballspiels telefonieren gegangen!

Ich probierte selbst, prüfte den Vorderradantrieb, und das Auto lief. Es mußte also etwas am hinteren Getriebe ausgefallen sein, aber was? Bis Lyon ging alles gut; doch mitten in der Stadt, an einer Steigung auf der nassen Straße, genügte der Vorderradantrieb nicht mehr, um unseren mehr als eine Tonne schweren Anhänger den Berg hinaufzuziehen.

Für einige Minuten störten wir den Verkehr. Liliane blieb im Auto, den Fuß auf der Bremse, ich sprang zum nächsten Polizeiposten und bat, man möge einen Garagisten suchen, der uns aus unserer mißlichen Lage befreien könnte. Die Polizei telefonierte, und bald kam ein Abschleppdienstwagen daher. Zuerst wurde der Anhänger abgeschleppt, und dann wurden wir geholt.

Die Versammlung, die wir in Lyon hätten halten sollen, hatte inzwischen ohne uns stattgefunden. Befund in der Garage: Hinterachsenbruch. Wieder eine Reparatur, die unsere schmale Kasse noch schmäler machte. Nach behobenem Schaden ging die Reise weiter, dem Süden zu.

In der Nähe von Montelimar überholte uns ein Auto, dessen Fahrer ganz aufgeregt tat, hupte, vor uns hielt und uns zum Stoppen aufforderte. Dann sagte er ganz aufgeregt: »Ihr Anhänger fängt Feuer.« In der Tat, als wir zurückschauten, sahen wir eine Rauchwolke aus den Rädern steigen. Die Bremse war hängengeblieben und verschmorte. Wir ließen alles abkühlen und fuhren dann ohne Bremse an dem schweren Anhänger weiter. Durch diese neue Panne kamen wir noch langsamer vorwärts, denn nun hieß es, noch vorsichtiger fahren. Hin und wieder hielten wir an, um die Last zu überprüfen, die Seile fester anzuziehen und das Auto nachzusehen. So lag ich immer wieder unter dem Wagen, um einen etwaigen Ölverlust festzustellen.

Nach sechs Tagen erreichten wir aufatmend Marseille. Zum Glück hatten wir unsere Zeit nicht zu knapp berechnet.

Schon allein diese Reise hätte genügt, um uns unsere Abenteuerlust auszutreiben, sollte uns eine solche zu unserem Unternehmen veranlaßt haben. Wie wird wohl das rachitische Auto in Afrika reagieren, wenn es in Europa schon solche Mühe hatte? In Marseille hieß es, die Billette zu besorgen, das Gepäck, den Anhänger und das Auto auf das Schiff zu bringen und die letzten Einkäufe zu tätigen.

2. Die Überfahrt nach Duala

Die schönste Etappe der Tschadreise war die Überfahrt mit dem Schiff. Wir durften uns 17 Tage erholen von den letzten Strapazen, vom Kistenpacken, von den Vorträgen und der soeben hinter uns liegenden Fahrt. Dann konnten wir auch für den kommenden Abschnitt der Reise neue Kraft schöpfen.

Diesmal war für Liliane alles neu, und eine unbekannte Welt schloß sich ihr auf. Es ist wirklich ein Vorteil für junge Missionare, wenn sie ihre erste Ausreise per Schiff unternehmen. Langsam bekommt man Kontakt mit dem uns so fremden Land, mit dem Klima, den Menschen und den oft üblen Gerüchen auf den großen Märkten in den Küstenstädten, den schreienden Händlern, die unermüdlich einem mit ihren Früchten und Souvenirs nachlaufen. Vor unvorsichtigen Käufen bewahrte uns unser dünnes Portemonnaie.

Die Abfahrt von Marseille war ruhig, doch wie gewöhnlich wurde es im Golfe du Lion allmählich stürmisch. Bald kam das sonderbare Gefühl der Übelkeit, und dann ist es immer am besten, wenn man flach liegt. Liliane hielt es noch aus bis zum Nachtessen, doch plötzlich wurde auch die Krankenschwester seekrank und mußte sich hinlegen.

Hier einige Eindrücke aus dem Tagebuch von Liliane vom ersten Kontakt mit Afrika:

Den 2.2.1953: Wir schauen uns Algier an. Eine schöne, helle Stadt. Orangen- und Zitronenbäume voller Früchte, Mimosen, große Paläste,... elende bettelnde Araber in Lumpen, die am

Boden sitzen. Dieser krasse Unterschied beelendet mich. So ist die Welt!

Um 14 Uhr verläßt das Schiff »Le Foch« den Hafen von Algier in Richtung Casablanca.

Den 4.2.1953: Unser fünfmonatiges Hochzeitsjubiläum feiern wir in Casablanca. Nach außen ist es eine schöne Stadt, doch möchte ich nicht hier wohnen. Überall wird man von kleinen, lustigen Araberjungen zum Schuheputzen verfolgt. »Comme glace, Monsieur« (»wie Spiegel, Monsieur«), ist ihr Schlagwort. Wir erhalten den ersten Brief von zu Hause. Um 19 Uhr geht es weiter in Richtung Dakar. Doch vorher sucht uns der gute Maitre d'Hotel überall. Er dachte, wir seien in der Stadt zurückgeblieben.

Den 8.2.1953: Ich behalte Dakar in gutem Andenken. Hier gefiel es mir sehr gut. Die Schwarzen sind hier viel sympathischer, freundlicher und nicht verbettelt. Es war gerade Markttag, und ein buntes Farbenspiel bot sich unseren Augen. Wie herzig sind diese kleinen Negerbabys auf den Rücken ihrer Mütter! Alles, was man sich an frischem Gemüse und Obst denken kann, war hier zu finden. Doch um 12 Uhr hieß es wieder Abschied nehmen. Es ging weiter nach Conakry.

Den 9.2.1953: Conakry, Blumen, mächtige Bäume, blühende Sträucher. Dieses Giftgrün ist eine Erquickung für die Augen. Ganz herrliche Alleen gibt es in diesem kleinen Städtchen. 27° Wärme. Wir haben einen lieben Brief von Basler Bethesda-Schwestern erhalten.

Den 10.2.1953: Meine ersten Schweißtropfen. So langsam bekomme ich eine Ahnung, was es heißt, in Afrika zu sein. An Marius rinnt der Schweiß nur so hinunter.

(Ende der Eindrücke aus dem Tagebuch)

Am 16.2.1953 kommen wir in Duala an. Es gibt viel zu laufen und Aufregungen am Zoll. Gepäck, Auto und Anhänger haben die Reise auch gut überstanden. Nun müssen wir wieder die Vorbereitungen treffen, um die 3 000 km weite Reise nach Korbo anzutreten. Etwa siebenmal mußte ich in Duala das Hemd wechseln; kaum hatte ich ein frisches an, war es auch wieder so naß, als käme es aus dem Wasser. Duala ist sehr feucht, und selbst in der Trockenzeit regnet es dort. Doch bald soll es anders werden. In Duala fanden wir liebevolle Aufnahme im Haus der Pariser Mission. In Straßburg hatte uns Dr. Albert Schweitzer eine Empfehlung an Missionsdirektor

Pastor Helmlinger mitgegeben. Am 20. Februar traten wir die Reise nach dem Herzen Afrikas an. Wir fuhren um die Wette mit einem Franzosen, der mit einem Bulldozer unterwegs war nach Nordkamerun. Einmal überholten wir ihn, und das andere Mal überholte er uns. Obwohl wir einen Teil des Gepäcks nach Fort-Lamy schickten, schien es doch noch zu viel zu sein für unseren asthmatischen Jeep.

Oft beugten wir uns mit dem Führer des Bulldozers über den Motor, um herauszufinden, worin seine Schwäche und Krankheit bestanden. Alles haben wir probiert, doch nichts nützte. Der alte Jeep war überhaupt nicht gewillt, ein neues Abenteuer in Afrika zu unternehmen. Vielleicht kannte er das Land schon vom Krieg her und war nicht so verrückt wie der Missionar, noch einmal dieses Leben zu beginnen! Ging es bergauf, so blieb der Jeep wie ein Esel unten stehen. Liliane mußte aussteigen, einen Bremsklotz unter die Räder legen, und ich schaltete die Vierraduntersetzung ein und fuhr los. Anhalten durfte ich nicht, bevor ich oben war. Liliane lief den Berg hinauf, wo ich auf sie wartete. So hat sie den Weg über die Berge Kameruns zu Fuß zurückgelegt. Als wir nach einem solchen Strapaziertag auf eine Missionsstation kamen, brach Liliane ohnmächtig zusammen; das Klima, die Anstrengungen, die für eine schwache Natur zuviel waren, begannen sich auszuwirken. Eines Abends hielten wir mit dem Begleitmann und seinem Bulldozer in einem Dorf an, wo wir einen Weißen trafen, der einen Lieferwagen mit Geschirr und Lebensmitteln umherführte. Er hatte große Freude, Weiße zu sehen, lud uns zum Abendessen auf dem Dorfplatz ein, und zum Schlafen bot er Liliane seinen Wagen an, in dem nicht nur Geschirr und Lebensmittel, sondern auch Mäuse zu Hause waren. Doch nach solch einer Tagesreise ist man nicht empfindlich. Wir Männer schliefen draußen im Freien auf dem Dorfplatz.

Meistens aber konnten wir die Nacht auf einer Missionsstation verbringen, wo es angenehmer war. Die amerikanischen Missionen sind sehr gut eingerichtet und zum Aufnehmen von Gästen vorbereitet. Wenn am Abend keine Missionsstation in Reichweite war, mußten wir ein Campement aufsuchen.

Wenn man den ganzen Tag gefahren und am Abend todmüde war und einem der Kopf noch bis in den Schlaf brummte, wenn man noch die Betten mit den Moskitonetzen aufschlagen mußte, ein Feuer anzünden, um Wasser zu kochen und die Filter zu installieren, um am nächsten Tag wieder Proviant und Wasser für die Reise zu haben und noch etwas zum Essen zubereiten mußte, das war dann schier des Guten zuviel.

Meistens fuhren wir bei Tagesanbruch weiter bis zum Einbruch der Nacht, und dies während neun Tagen.

Allein diese Reise hätte genügt, um unseren Ruf auf die Probe zu stellen, und es war gewiß nicht das Ende der Prüfungen und Schwierigkeiten, sondern erst die rauhe Wirklichkeit eines schweren Anfangs der Leiden um Christi willen: zum Aufbau einer Gemeinde und um ein wenig christliche Liebe in das Innere des Schwarzen Erdteils zu bringen.

3. Die Ankunft in Fort-Lamy

Am 22. Februar 1953 kamen wir in Fort-Lamy an. Von den 3 000 km, die wir zurückzulegen hatten, hatten wir nun 2 500 hinter uns.

In Fort-Lamy gab es einige Tage Aufenthalt mit Laufereien bei der Transportgesellschaft, beim Zoll, bei Behörden und zum Einkaufen, denn nachher waren wir für längere Zeit fast 700 km von der Hauptstadt entfernt.

Fort-Lamy war damals nicht, was es heute ist. Es gab noch keine Elektrizität, kein fließendes Wasser. Dieses wurde noch am Brunnen geschöpft. Das Unangenehmste und Originellste waren die WC. An einer Wand, die an die Straße grenzte, war ein Loch; durch dieses wurde eine Holzkiste unter den Sitz des WC geschoben. Jeden Morgen fuhr ein von Ochsen gezogener Wagen vorbei, und einige Gefangene leerten die Kisten. Wer dieses System nicht hatte, leerte den Toiletteneimer am Morgen einfach in den Straßengraben. Zum Glück hat sich mit den Jahren dies alles ein wenig geändert, doch auch heute ist Fort-Lamy nicht die sauberste Stadt, und Hygiene wird noch klein geschrieben.

Die Tage in Fort-Lamy verbrachten wir bei unserem Freund Dr. J. R. Olley, der viele Jahre seines Lebens den Schwarzen geopfert hatte. Jeden Abend kamen Eingeborene aus verschiedenen Stämmen in den Räumen der Mission zusammen, und jeder Stamm sang in seiner Sprache.

Dr. Olley hatte all die Jahre hindurch die Bildersprache der Schwarzen angenommen, und es war immer lustig, ihn zu hören, wenn er den Schwarzen eine Botschaft brachte oder mit ihnen redete. So waren wir einmal bei ihm, als ein Schwarzer mit Frau und Kind kam und sagte, das Kind sei krank, es hätte Durchfall und Erbrechen. Dr. Olley schaute sich den Kleinen an, dieser war dick, sogar zu dick. Dann sagte Dr. Olley zur Mutter: »Zeig mir deine Brust!« Die war voller Milch. Dr. Olley sagte: »Une bonne vache Suisse« (»Eine gute Schweizer Milchkuh«). Das Übel bei den Schwarzen ist, daß sie keine geregelte Zeit für die Ernährung der Kinder haben. Sobald das Kind schreit, wird es an die Brust gelegt, bei Tag und bei Nacht. Dazu wird dem Säugling sehr oft zusätzlich Öl und Butter eingeschüttet. Daß das zu Komplikationen führt, ist klar. Dr. Olley versuchte nun den Eltern die Ursache der Krankheit zu erklären: »Wenn du einen Schlauch nimmst und pumpst und pumpst und pumpst, so wird er plötzlich platzen, wenn zuviel Luft darin ist; genauso geht es deinem Kind, es ist kerngesund, es ist nur überfüttert.«

Die Tage mit Dr. Olley waren immer ein Erlebnis. Er gab uns noch einige Ratschläge, unter anderem auch diesen: »Nie einer Organisation beitreten. Nie von Menschen abhängig sein, sondern nur auf den schauen, der gerufen hat.«

4. Die letzte Etappe

Bis Bitkine blieben uns noch 500 km. Am 16. März konnten wir uns endlich auf den Weg machen; morgens um 5 Uhr 30 verließen wir Lamy.

Die Straßen in Kamerun scheinen aus Wellblech zu bestehen, d. h. sie werden durch das Aufschlagen der Reifen so deformiert, daß der Eindruck entsteht, man fahre über Wellblech. Da gibt es nur zwei Arten zu fahren: ganz langsam, um von einer Rinne in die andere zu fallen, oder ganz schnell, um über die Rinnen hinwegzufliegen. Das ist gefährlich, da die Reifen den Boden kaum berühren. Es ist dies ein Zwischenstück zwischen Fahren und Fliegen; aber im Grunde ist es keines von beiden und so gefährlich wie beides zusammen. Vor allem: in einer Kurve kann der Wagen leicht von der Straße abkommen.

Die Straßen im Tschad dagegen waren anders. Da die Bodenbeschaffenheit überwiegend durch Lehm und Sand gekennzeichnet ist, gab es mehr Löcher und Fahrrinnen; da blieb also nur eine Möglichkeit: langsam — nid de poule — zu fahren und sich den Straßenverhältnissen anzupassen.

Am Morgen in Bokkoro, bei Tagesanbruch, ging ich zum Brunnen, um Wasser zu holen, und auf dem Rückweg wurde ich von der Antilope des Administrators verfolgt. Sie neigte den Kopf und kam mit den Hörnern voran auf mich zu. Ich wehrte mich mit dem Wasserkessel und suchte hinter dem nächsten Baumstamm Schutz, bis ein Schwarzer mit einem Stock herankam, um das Tier zu verjagen; doch als ich das Campement erreichte, stand die Antilope prompt vor der Tür.

Es bedurfte aller List, um ins Auto zu kommen.

Nun galt es noch, 200 km zurückzulegen. Die Antilope galoppierte noch ein gutes Stück hinter dem Anhänger her.

5. Der Aufenthalt in Djenda

In Bitkine blieben wir nur fünf Tage, dann ging es mit Autoanhänger und Gepäck noch einmal 200 km weiter nach Djenda, im Distrikt Abudeia. Das war ein abgelegenes Gebiet, in dem nur vier Weiße wohnten: der Regierungsbeamte mit seiner Frau und wir beide. Die Frau des Regierungsbeamten und Liliane waren die ersten weißen Frauen, die in dieses Gebiet zugelassen wurden.

Kongarge begleitete uns weiter nach Djenda.

Hier wieder einige Auszüge aus Lilianes Tagebuch über den Aufenthalt in Djenda:

»Wie arm ist Djenda! Der einzige Reichtum ist die Quelle, wo Affen, Löwen, Elefanten, Antilopen, Gazellen, Hyänen und Menschen trinken.

Wir wohnen in einer Strohhütte wie die Eingeborenen, und wenn es nicht um des Herrn willen wäre, so würde ich schon längst davongelaufen sein.

Über Mittag steigt das Thermometer in der Hütte bis 46°, in der Sonne auf über 70°. Marius mußte ganz allein mit Kongarge zum Bau der Poliklinik den Platz abstecken und abholzen. Hier will kein einziger arbeiten, obschon sie jung und kräftig sind. Den ganzen Tag liegen sie am Boden. Wie entmutigend ist das für uns. Wir dürfen überhaupt nichts von ihnen erwarten, nur geben, geben, so sei unser Leben...

Immer intensiver erleben wir Afrika. In der Nacht vom Samstag auf den Sonntag wird Marius von einem Skorpion gestochen.

Am Sonntagnachmittag mache ich an der Quelle Bekanntschaft mit einer Schlange, und seit Montagnacht brüllt die ganze Zeit ein Löwe, etwa 200 Meter von unserer türlosen Strohhütte entfernt! Ein unheimliches Gefühl, doch der ›Hüter Israels schläft noch schlummert nicht‹.

Langsam gehen auch meine Medikamente zur Neige, denn jeden Tag kommen ungefähr 15 Patienten, meist Kinder, die zuerst schrecklich schreien, bis sie plötzlich merken, daß es gar nicht so schlimm ist, was die weiße Frau tut.

Endlich kommen einige und wollen arbeiten. Nun wird das Fundament der Poliklinik gegraben.« (Schluß der Tagebuchnotizen)

Mit einer Schnur hatte ich die Baustelle abgesteckt. Als ich am anderen Morgen hinkam, war die Schnur verschwunden. Wo mochte sie wohl hingekommen sein?

Wir entdeckten sie ein Stück weit weg und zu gleicher Zeit die Spur eines Elefanten, der frühmorgens durch die Gegend gestrichen war und dabei die Schnur mit dem Fuß mitgenommen hatte.

Wegen des Quellwassers ist Djenda der Treffpunkt vieler wilder Tiere. Wir erleben ein Stück ursprüngliche Natur.

Die Paviane halten sich den ganzen Tag über an der Wasserstelle auf und verunreinigen das Wasser. Wenn die Frauen vom Dorf kommen, um Wasser zu schöpfen, haben die Tiere keine Angst und bleiben dort sitzen; doch sobald ein Mann in die Nähe kommt, verstecken sie sich in den Felsen.

Am Abend zieht sich die Herde auf ihren Felsen zum Übernachten zurück. Ihr Gebell hört man noch lange weit bis in die Nacht hinein. Wenn Gefahr droht und ein Panther sich der Herde naht, um sich ein Opfer auszusuchen, wird manchmal mitten in der Nacht Alarm geschrien.

Wir lebten wirklich wie die Eingeborenen in einer anderen Welt und Zeit.

Was ist ein Traum: Europa oder Afrika? Afrika ist kein Traum, das verspüren wir an und um uns.

Im ganzen Distrikt gab es eine einzige Poliklinik, und der

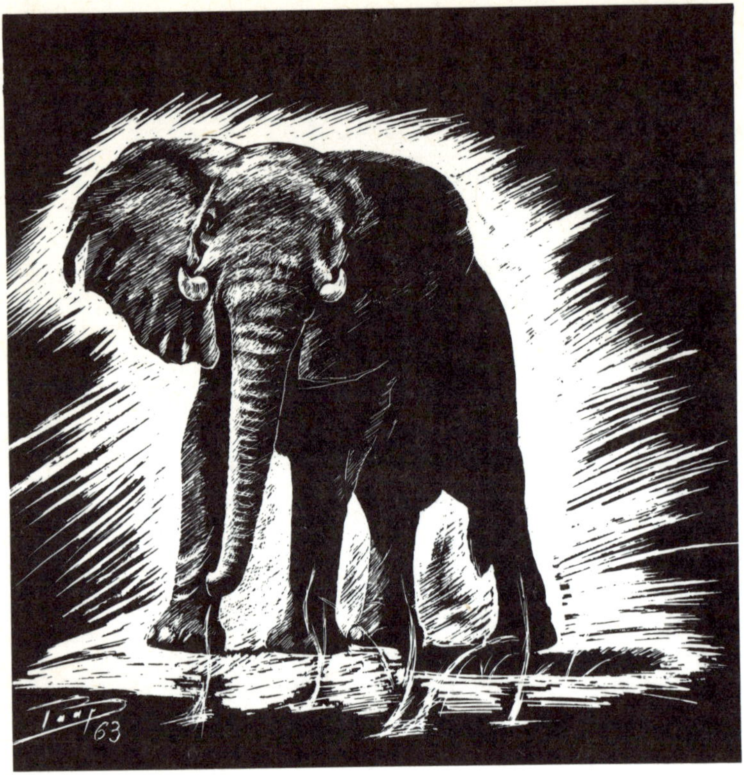

Elefant (Zeichnung: M. Baar)

nächste Arzt war 150 km von uns entfernt und während einiger Monate unerreichbar, da die Straßen während und nach der Regenzeit vollständig unbefahrbar sind. Einen Flugplatz gab es damals noch nicht in Obudaia, der nächste war ebenfalls 150 km entfernt.

Während dieses Aufenthalts in Djenda, in dieser Einsamkeit, ohne mit menschlicher Hilfe rechnen zu können, hatte Liliane ihre ersten Malariaanfälle, die sich eher wie Meningitis auswirkten.

Es waren unvergeßliche Tage, die wir hier verbrachten, Tage, in denen wir in Not und Gefahr beten lernten, denn eine andere Hilfe gab es nicht.

Die Bevölkerung gewöhnte sich langsam an diese ersten und leider vorläufig auch letzten Missionare in ihrem Gebiet.

Ein kleiner schwarzer Junge kam einmal zu mir, nahm die Haare an meinem Arm in die Finger und sagte anhaltend: »Suff, Suff« (»Haare, Haare«). Außer den Affen ist nur der Weiße mit Haaren bedeckt.

Vor der einsetzenden Regenzeit mußten wir uns noch einmal aufraffen, um nach Fort-Lamy zu fahren, wo wir noch einen Teil unseres Gepäcks zurückgelassen hatten und wo sich auch Liliane untersuchen lassen konnte.

Wieder waren 1 400 km vor uns auf diesen schlechten Straßen, die für die Wirbelsäule und den ganzen Organismus eine Belastung sind; oft steigt nämlich die Temperatur im Auto auf über 50°.

Hier wieder ein Erlebnis aus dem Tagebuch von Liliane:

»Am 21. Mai verlassen wir früh Fort-Lamy, die Straße ist schon sehr beschädigt vom Regen. Wir fahren bis Abuchadak, wo wir todmüde nach einem kleinen Imbiß einschlafen.

Am Morgen ist Marius wie immer als erster aufgestanden und will sich anziehen. ›Wo sind meine Kleider?‹ Ja, und die meinen? Und der große blaue Sack mit Luftmatratze, Datteln, Schuhen? Gleich fährt Marius der Spur nach, doch vergebens. Wir wissen heute noch nicht, wo die Sachen hingekommen sind.

Es geht weiter, Bitkine zu, doch 40 km davon entfernt heißt es: Halt! Das Flußbett, das die Straße durchschneidet, ist voll Wasser, es geht Marius bis an die Hüfte. Ein großer, mit Zucker beladener Lastwagen hat versucht durchzufahren und blieb darin stecken. Wir müssen warten und in der Nacht zwischen dem Anhänger und dem Auto schlafen unter der darübergespannten Zeltbahn. Es ist Pfingsten, also unser Pfingstausflug!

Am Morgen ist das Wasser bis auf Kniehöhe gesunken. Es kommen noch zwei Lastwagen mit vielen Schwarzen. Jetzt geht Marius an die Arbeit mit ihnen, legt Äste quer und längs ins Flußbett und baut eine provisorische Brücke. Mit bangem Herzen fährt er heil hinüber; der Lastwagen, der es auch versucht, bleibt stecken.

In Bitkine erwartet uns eine neue Überraschung. Der Regen hat in unserer ›Villa‹ übel gehaust. Seit ich hier bin, mache ich nichts anderes, als Kisten auspacken und in der Sonne trocknen, während Marius auf dem Dach herumklettert und dieses flickt.«

Inzwischen hatten wir von der Behörde Bescheid bekommen, daß wir in Djenda keine Missionsstation eröffnen dürften. Zuerst müßten wir mit den Missionaren, die im Gera arbeiteten, eine Vereinigung bilden.

Wir mußten also die Regenzeit hier in Bitkine verbringen, so daß ich mit Kongarge nach Djenda zu fahren hatte, um unser Gepäck zu holen. Das war wieder eine Reise mit Hindernissen, Wasser, Schlamm, Löchern. Vor einem Flußbett mußten wir umkehren und 20 km durch Schlamm zurückfahren, um die Nacht über in Mongo zu sein. Am folgenden Tag war das Wasser genügend gesunken, und wir kamen hinüber.

Erster Kontakt mit den Dangaleat

Von Bitkine brachen wir auf, um eine Tournee bei den Dangaleat zu machen.

Der Esel wurde mit den Feldbetten und ein wenig Kochgeschirr beladen, die Pferde wurden gesattelt, und los ging es: ein Erkundigungsritt zu den Dangaleat.

Da wir in der Regenzeit waren, führten die Flußbetten Wasser. Der Esel blieb davor stehen wie hingegossen; alles Zureden, Stoßen, Drücken und Zerren nützte nichts; wir mußten alles abladen, den Esel fast hinübertragen, wieder aufladen und am nächsten Flußbett wieder von vorne anfangen.

Der erste Aufenthalt war in Tchalo, einem Dorf von ungefähr 1 000 Einwohnern.

Kaum waren wir beim Lager angekommen, umgab uns ein Schwarm Negerlein, und dieselben umgab ein Schwarm Fliegen, deren in der Regenzeit Legionen sind. Nach geringer Wartezeit erschien der Sid al Campement, der für die Unterkunft verantwortlich ist. Er war ein wenig erstaunt und fragte sich wohl, was um diese Jahreszeit ein Weißer — und noch mit einer Frau — in dieser verlorenen Gegend suchte.

Als wir die Pferde abgeschirrt und den Esel abgeladen hatten, kam auch schon der dicke Dorfhäuptling. Kaum hatte er den Mund geöffnet, wußten wir, daß er sein Quantum Hirseschnaps schon getrunken hatte, und es kostete Überwindung, mit ihm zu reden. Die traditionelle Begrüßungsszene setzte ein: Inte — Afi — Afi — Wie geht es Dir? — Taibin!! Gut!! — Diese Frage wurde mehrmals wiederholt, dann fragte er ge-

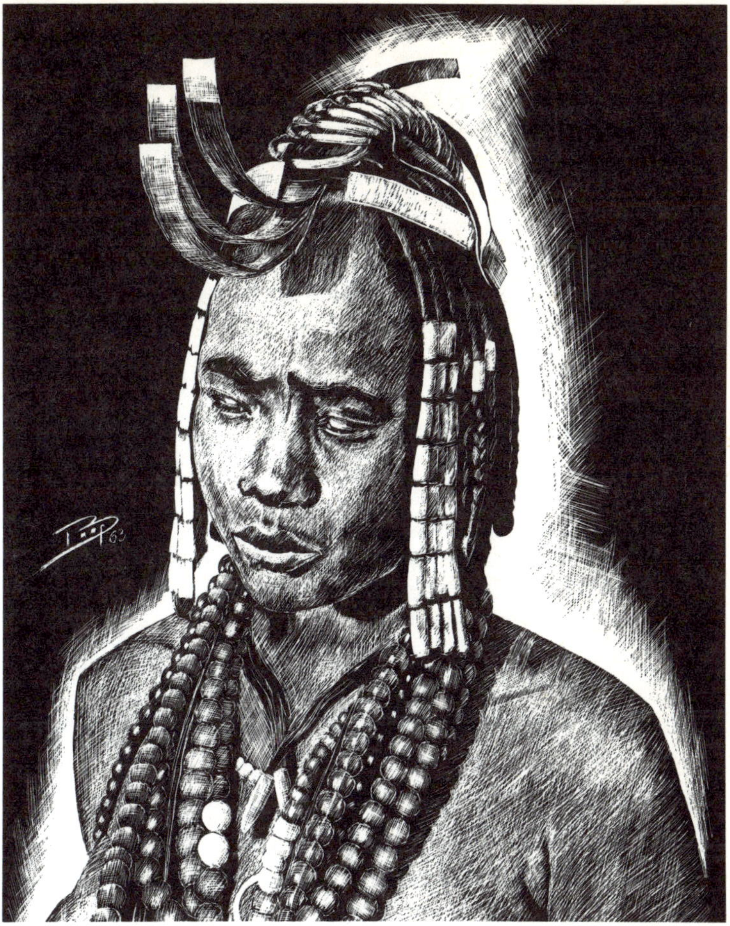

Dangaleat-Frau (Zeichnung: M. Baar)

nau so umständlich nach dem Ergehen der Frau, der Pferde, und auch ich mußte ihm die gleichen Fragen stellen über ihn, seine Familie, sein Dorf usw. Es wäre ein grober Höflichkeits- und Erziehungsfehler, wenn man das Begrüßungszeremoniell abkürzen oder sogar verachten würde.

Der Häuptling in Tchalo war keine Ausnahme. Die Dangaleat sind im allgemeinen große Trinker. Die Hirse, die ihre einzige Nahrung bildet, weil es überhaupt das einzige Getreide ist, das gepflanzt wird und wächst, dient auch zum Alkoholdestillieren und Bierbrauen.

Je nach Stamm und Dorf wird mehr Hirse zum Trinken als zum Essen verwendet. Dieses Laster war in unserem Gebiet schon bekannt, bevor die ersten Weißen hinkamen.

Der Hirseschnaps, der etwa 42 % hat, wird flaschenweise getrunken.

Gegen Mittag war es nicht mehr möglich, vernünftig mit den Leuten zu reden, da die meisten betrunken waren, am schlimmsten oft der Häuptling. Man hatte den Eindruck, vor der Karikatur eines Menschen zu stehen.

Dazu paßte Tchalo, ein sehr primitives und sehr schmutziges Dorf.

An einem Nachmittag lud uns der Häuptling nach einer Evangelisation zu einem Tee ein, da wir ja kein Bier tranken. Die Gläser, in die der Tee gegossen werden sollte, waren noch nie gewaschen worden und sollten es auch jetzt nicht werden. Doch Kongarge, der schon wußte, daß der Weiße nicht aus schmutzigen Gläsern trank, hatte dieselben zuerst gewaschen. Aber trotz der gewaschenen Gläser kostete es uns noch Überwindung, den Tee zu trinken.

Wir konnten einige Tage in Tchalo bleiben. Jeden Tag trommelten einige nackte Negerbuben die Leute zusammen zur Evangelisation. Dann war Geduld vonnöten, bis die Eingeborenen, für die es keine Zeit gibt und denen sie nicht »money« bedeutet, zusammenkamen. Der Missionar ist auch nicht auf die Stunde bezahlt und arbeitet ja auch nicht fürs Geld, und so mußte er sich eben dem afrikanischen Rhythmus anpassen. Das »Hotel«, in dem wir abgestiegen waren, war eine Strohhütte, durch die ein Bach floß. Alles war feucht und unfreundlich. Ich machte den Häuptling auf den Bach aufmerksam. Da sagte er, er würde jemand schicken, um das Wasser umzuleiten. Auch da darf man nicht europäisch denken. Erst nachdem wir mehrmals darauf hingewiesen hatten, hat er etwas unternommen. Die Arbeit war so gut getan, daß der Regen der Nacht uns wieder das Wasser ins »Hotelzimmer« brachte.

Eine Tür gab es nicht an der Hütte, die 200 Meter außerhalb des Dorfes lag. Nachts schrien die Hyänen, und wie die Spuren am Morgen zeigten, waren sie um die Pferdehütte und um die unsrige geschlichen. Als ich morgens aus der Hütte trat und zu der Hütte der Pferde ging, war dieselbe in der Nacht zusammengefallen, und der Kopf der Pferde schaute aus dem Strohhaufen heraus.

Der Kontakt mit den Bewohnern war gut, der Häuptling wurde sogar ein guter Freund und kam später immer wieder zu uns auf Besuch nach Korbo.

6. Die Gewitter in Afrika

Die ersten und die letzten Tornados, welche die Regenzeit eröffnen und abschließen, sind sehr heftig. Sehr oft treten sie plötzlich zu Ende des Nachmittags auf. Von weitem hört man im Osten das Grollen des Donners, und sehr schnell ziehen die Wolken auf. Es wird dunkler und dunkler, bis im Osten eine schwarze Wand hochkommt, die eine Staub- und Sandwolke vor sich hertreibt. Auf die vorherige Stille folgt ein kleines Inferno: die Bäume biegen sich, oft werden Hüttendächer fortgetragen, und auch Wellblechdächer werden vom Sturm weggeweht. Es kommt vor, daß diese ersten Tornados keinen Tropfen Wasser bringen, nur Staub und Zerstörung. Doch wenn Tornados ihre Schleusen öffnen, regnet es in Strömen, dann blitzt und donnert es sehr heftig. Da wir an unseren Häusern keine Fensterscheiben haben, bedeckt eine dicke Staubschicht den ganzen Haushalt bis in die letzte Ecke. Die empfindlichen Apparate leiden sehr unter diesem zerstörenden herumwehenden Element, dem Staub.

7. Bekanntschaft mit Korbo und Aufbau der Mission

Dann machte sich die Karawane auf den Weg nach Korbo, dem größten Dorf der Präfektur Gera.

Das Quartier schlugen wir in einem strohbedeckten Raum auf: Pferde, Esel, Eseltreiber und wir, alle in einem Raum! Wir kamen uns vor wie ein vordringendes Heer in einer noch nicht motorisierten Epoche.

In der Nacht brach ein starker Tornado aus, und es stellte sich heraus, daß das Dach die afrikanische Dachkrankheit hatte: es regnete fast ebensoviel im Haus wie draußen.

So gingen wir in der Nacht, wie gewohnt, auf Wanderschaft, um einen trockenen Platz zu suchen, aber meistens vergeblich, und die schlaflosen Nächte häuften sich.

Während unseres Aufenthalts in Korbo merkten wir, wie groß die Arbeitsmöglichkeiten für uns hier wären. Deshalb nahmen wir mit dem Stammeskönig Verbindung auf, um mit ihm die Lage zu besprechen und um ihn zu fragen, ob wir hier eine Arbeit anfangen könnten. Er war sofort einverstanden.

Doch mußten wir auch in Mongo mit dem französischen Regierungsbeamten über unser Vorhaben reden, auch er hatte nichts einzuwenden. Er sagte nur: »Wenn Sie bei den Dangaleat arbeiten, verdienen Sie schon allein deswegen den Himmel.«

Er machte uns nicht viel Hoffnung, denn bisher hatte man die Dangaleat nicht ohne Grund links liegen lassen, weil es ein Stamm ist, dem schwer beizukommen ist. Jeder bisherige Versuch, mit den Dangaleat etwas anzufangen, war gescheitert. So waren wir die ersten, die sich als Weiße im Stamm der Dangaleat niederließen.

Anfang Dezember 1953 machten wir uns mit Hab und Gut auf, um nach Korbo umzusiedeln.

Kongarge, der seit 1952 bei uns war, kam mit nach Korbo und auch sein Cousin Bundi.

Wir suchten einen geeigneten Platz, wo die Station errichtet werden sollte, und fanden ihn zwischen Korbo, Gole und dem Araberdorf.

Nun galt es, aus dem Nichts eine Missionsstation aufzubauen. Im Dorf gab ich bekannt, daß wir Arbeiter suchten. Zum erstenmal, seit der Stamm existiert, gab es in demselben eine Möglichkeit, etwas zu verdienen. Die erste Hilfe für die Unterentwickelten kam zu diesen Ärmsten in Form von Verdienstmöglichkeiten, Krankenpflege und vor allem auch durch das Licht des Evangeliums, das Aberglauben, Zauberei, Unwissenheit und Finsternis vertreiben sollte. Denn ohne dieses Licht bringt jede andere Hilfe oft Fluch statt Segen.

Da die Dangaleat gerade aus dem Steinzeitalter herauskamen, hatten sie keine Ahnung von der Anfertigung von Ziegelsteinen. So habe ich aus Kistenbrettern Formen fabriziert und dann die jahrtausendealte Kunst der Ziegelsteinfabrikation in den Dangaleatstamm gebracht.

Es mußte eine gute Lehmerde gefunden werden, und meistens half uns die Natur beim Suchen; die Termiten bauen ihre Galerien nur mit gutem Lehm. Wo sie leben, gibt es solchen. Wir haben ihn verwendet, um daraus Ziegelsteine zu fabrizieren.

Während das Fundament für das Haus ausgegraben und aus Granitsteinen gebaut wurde, arbeiteten einige Mannschaften an den Ziegelsteinen.

Sobald 10 000 Steine fertig waren, mußten wir sie brennen, was wir zuerst mit Holz und später mit getrocknetem Kuhmist und Holzkohlen machten; letzteres war einfacher und billiger.

Da Zement Luxusartikel und sehr teuer war, benutzten wir Lehm zum Mauern; es wäre sinnlos gewesen, Zement zu verwenden, denn die Lehmbauten sind sehr haltbar, wenn sie später nach außen durch einen Verputz gegen die Witterungseinflüsse geschützt werden und ein gutes Wellblechdach darauf kommt. Dazu sind Ziegelsteine und Lehm eine bessere Isolierung gegen die Hitze als Zementsteine. Nur der Fußboden wurde mit einer dünnen Zementschicht überzogen, was schon ein Luxus war im Vergleich zu früher, als ich Granitplatten und Steine auf dem Boden hatte, was so uneben war, daß man sich die Zehen daran wundschlug und stolperte.

Mit etwa zehn Arbeitern auf der Baustelle ging die Arbeit rasch voran, vorausgesetzt, daß man sie nicht sich selber überließ.

Während ich als Maurer arbeitete und Maurer anlernte, mußten meine Augen die ganze Baustelle überblicken. Es war nötig, den einen oder den andern einmal im Ernst oder mit Humor anzuspornen. Im Umgang mit den Schwarzen ist ein gewisses Maß Psychologie am Platz.

Von morgens 6 Uhr bis abends 18 Uhr mit einer zweistündigen Mittagspause war ich auf der Baustelle. Ich glaube nicht zu übertreiben, wenn ich behaupte, daß die Ziegelsteine der Wohnhäuser und der Poliklinik alle mindestens einmal durch meine Hände gingen.

Wenn ich heute zurückschaue, muß ich mich wundern, daß dies alles möglich war, doch nochmals anfangen könnte ich nicht mehr.

Während ich auf der Baustelle arbeitete, trank ich bis zu sieben Liter Wasser pro Tag. Es war ein schweres Werken unter der unerbittlichen Sonne. Gegen Mittag war das Handwerksgeschirr meistens so heiß, daß man es nicht mehr anfassen konnte.

Zwei Maurer habe ich in Korbo ausgebildet: Tscherre, den ersten Dangaleat, der Christ wurde, und Adoum, einen Moslem aus dem Stamm der Kuka.

Er hörte jeden Morgen die evangelistische Botschaft an die Arbeiter, und es währte nicht lange, bis er Christ wurde.

Ein dunkler Tag in der Geschichte von Korbo ist der 17. März 1954. Ich war wie gewöhnlich auf der Baustelle, als plötzlich ein Schwarzer mir zurief, daß unser provisorisches strohgedecktes Haus brenne. Mit größter Geschwindigkeit sprang ich dorthin, doch war nichts mehr zu retten, denn das Strohdach stand in hellen Flammen, und das Stroh fiel schon brennend vor die Eingangstür und in den Raum. Liliane und Kongarge hatten nur noch drei Koffer, meine Bibel, eine Matratze und den Fotoapparat retten können. Alles andere, was wir so nötig brauchten und so mühsam bis in das Herz Afrikas gebracht hatten, wurde ein Raub der Flammen, sogar unser kranker Jeep.

Wieder mußten wir mit nichts anfangen, und wieder durften wir erleben, daß Gott aus dem Nichts Großes machen kann. Es schien, als wollte uns Gott durch diese Prüfung seine Treue ganz neu beweisen und zeigen, daß er fähig ist, in jeder Lage und an jedem Ort, auch dem abgelegensten, zu helfen, mit viel oder mit wenig.

Am Abend dieses Tages schlug ich das letzte Buch auf, das uns geblieben war, in der Erwartung, eine Antwort auf das Warum zu empfangen. Ja, sie befand sich im Buch Hiob: »Der Herr hat's gegeben, der Herr hat's genommen, der Name des Herrn sei gelobt.«

Auch in dieser Prüfung durften wir in der Abhängigkeit von Gott erleben, daß der Leib Jesu Christi eine Wirklichkeit und kein Mythos ist. Wir durften erfahren, daß die Leiden eines Gliedes die Angelegenheit des ganzen Leibes sind. Wie dankbar sind wir bis auf den heutigen Tag all den Freunden, die mitgeholfen haben, daß dieses Wort eine Tatsache wurde und wir uns wieder mit dem Nötigsten eindecken konnten. Ein französischer Arzt, Dr. Mirtin von Mongo, gab uns aus dem Regierungsspital zwei Betten und Kochgeschirr.

Da unser Wohnhaus noch nicht vollendet und das provisorische abgebrannt war, schlugen wir unser Schlafzimmer im

Freien auf. Da die ersten Regen schon gefallen waren, legten wir zwei Wellbleche über die Betten, doch war bei Regen an Schlafen nicht zu denken, das Trommeln auf dem Wellblech war zu laut.

Um vor den Tieren, besonders vor Hyänen, Ruhe zu haben, legte ich Dornenäste um die Betten. Ein primitiveres Schlafzimmer kann man sich nicht vorstellen.

Es kam hin und wieder vor, daß ich nachts durch ein Geräusch aufgeweckt wurde, das von einer herumstrolchenden Hyäne herrührte. Ich setzte mich schnell im Bett auf, vergaß aber, daß das Wellblech gerade über meinem Kopf war. Der Aufprall verursachte genug Lärm, um die Hyänen in die Flucht zu jagen. Wenn nachts ein Tornado mit dem bekannten starken Wind ausbrach, fegte das Wasser auch unter das Wellblech, und wir waren bald durchnäßt.

Nach 5 Monaten war das Wohnhaus teilweise fertig, und wir konnten einziehen. Es fehlten noch Türen und Fensterläden, auch war es nur zur Hälfte gedeckt, diesmal mit Wellblech. Doch schon fing die Regenzeit an.

Zu Wellblech sind wir auf folgende Weise gekommen: Der französische Arzt von Mongo hatte sich vorgenommen, für uns in Fort-Lamy Wellblech zu kaufen. Er hat unserem Kleinglauben nachgeholfen und hat uns das Geld vorgestreckt, ohne daß wir ihn darum gebeten hatten. Er war der Meinung, daß nichts anderes in Frage käme, um das Haus zu decken. Uns war bange vor den Schulden, doch wir durften erfahren, daß auch dafür die Mittel zur rechten Zeit geschenkt wurden.

Zur inneren Einrichtung wurden Möbel aus Kisten angefertigt.

Als ich gerade einmal daran war, aus Kisten (caisses) einen Tisch zu zimmern, kam der französische Regierungsbeamte und sagte: »Aha, Monsieur Baar fait une table Louis Caisses (quinze)« (»Aha, Monsieur Baar macht einen Tisch im Stil Louis XV.«).

Im Laufe von 15 Jahren sind in Korbo folgende Häuser entstanden:

- Zwei Wohnhäuser für Missionare, mit getrennten Küchen, ein Fremdenzimmer, zwei Garagen mit Werkstatt.
- Die Poliklinik: drei Räume, ein Pflegeraum, eine Apotheke und ein Laboratorium, das gleichzeitig als Operationssaal dient.

- 18 Krankenhütten.
- Die Kapelle, an deren Bau Walter Uttermann mitbeteiligt war.

8. Tagesablauf

Seit die Kapelle fertig ist, läuten morgens um 6 Uhr die Glocken, d. h. die Schweizer Kuhglocken. Vorher hatte ich an einem Baum die Kurbelwelle des verbrannten Jeeps aufgehängt, und der Läuter schlug mit einem Eisen dagegen.

Christen, Arbeiter und Patienten kommen in die Kapelle. Es wird ein Lied gesungen, ein Text gelesen und erklärt, danach beten einige. Zum Schluß wird nochmals ein Lied gesungen. Dann wird die Arbeit verteilt. Das heißt nicht, daß nun jeder an seine Arbeit geht und man sich an sein Werk zurückziehen kann, nein, man muß alles und jeden im Auge behalten. Einige haben im Laufe der Jahre das selbständige Arbeiten gelernt, aber viele werden es nie lernen und werden nichts leisten, wenn man nicht andauernd hinter ihnen her ist. Das ist sehr aufreibend. Es bedarf sehr, sehr viel Geduld, um den Eingeborenen das Arbeiten beizubringen.

Eines der besten Zeugnisse ist die geleistete Arbeit. Die Eingeborenen haben großen Respekt vor Menschen, die durch ihre praktische Arbeit beweisen, daß nicht nur der Schwarze zum Arbeiten da ist, sondern auch der Weiße. Auch dies ist ein Sichherablassen auf die Stufe der Schwarzen. Das verstand mancher Weiße nicht. Mancher junge Missionar ärgerte sich, wenn die Eingeborenen dem Älteren mehr Respekt zollten als dem Jüngeren, obwohl letzterer vielleicht studiert und einen akademischen Grad hatte, doch die praktische Arbeit lag ihm nicht. Darüberhinaus wurden die alten Missionare von den Eingeborenen als die Ihrigen betrachtet, weil sie oft Wochen und Monate mit ihnen und wie sie gelebt haben, alles mit ihnen teilend, Behausung, Essen, Freud und Leid. Sie haben sich dem neuen Leben und dessen Rhythmus angepaßt. Afrika, und besonders das alte Afrika, hat einen anderen Pulsschlag als Europa, und wer sich nicht in diesen Rhythmus einleben kann, wird den Afrikaner niemals kennen- und verstehenlernen, was leider sehr oft der Fall ist.

Wenn ein Missionar einmal einen Fehler begangen hat, wird er bei den Eingeborenen einen Namen bekommen, der seinen Fehler oder Charakter kennzeichnet und der ihn von einem Dorf ins andere verfolgt.

Zum Beispiel hatten wir in unserem Gebiet hintereinander zwei Regierungsbeamte. Einer war sehr streng, korrekt, liebte aber die Schwarzen sehr. Seine Autorität war derart, daß keiner eine solche vor und nach ihm mehr hatte. Die Eingeborenen nannten ihn »Al hamdul« (»Ehre Gottes«).

Der zweite war ein guter Mensch, wollte es allen recht machen, doch es fehlte ihm die nötige Autorität. Den nannten sie »Dul barid« (»Der kühle Schatten«). Der Schwarze beobachtet sehr gut, er erkennt die guten Seiten, Schwächen oder Fehler sehr schnell und wird sich demjenigen gegenüber entsprechend verhalten.

Araber

Unter den Hadjarais wohnen in geschlossenen Siedlungen auch Araber und Hadad (Schmiede). Unser Kontakt mit den Arabern und »Schmieden« war immer gut, und wir gewannen unter ihnen wirkliche Freunde, darunter den Sultan Makai, von dem noch die Rede sein wird. Es ist eine große Seltenheit, daß ein Moslem zum Christen wird, ja fast eine Unmöglichkeit. Missionare haben oft ihr Leben lang unter Moslems gearbeitet, ohne eine Frucht zu sehen. In Korbo haben wir einige Moslems, die zu Christus gefunden haben. Diese vom Islam Abgefallenen sind dann die Zielscheibe der anderen Moslems. Sie werden verfolgt und verachtet. Der Islam erlaubt sogar die Vernichtung eines vom Islam Abgefallenen. Ein Moslem, der zum Christentum übergeht, ist immer wie eine zarte Pflanze. Die Wurzeln haben von Jugend auf aus dem Boden des Islams ihre Kraft geschöpft, und das wird immer wieder sichtbar. Es bedarf vieler Geduld und besonders der Liebe zu solchen Christen.

Einmal fuhren wir, der große Faki, sein Bruder Hassan und ich, von Bitkine nach Mongo. Dies war eine gute Gelegenheit, mit diesen Männern zu reden und vom Evangelium zu erzählen. Mit dem Faki, der gebildet und intelligent ist (er hatte an der Islamischen Universität in Kairo studiert), konnte ich eine gute Unterredung führen, doch sein Bruder Hassan in seiner Borniertheit, wäre am liebsten aus dem fahrenden Auto gesprungen. Später konnte ich dem Faki eine Bibel in arabischer Sprache geben, und wir hatten bis zuletzt freundschaftliche Beziehungen zu ihm.

Das große Problem heute und in der Zukunft ist das Verhältnis des Islams zu den Schwarzen. Die Araber wollen sich der schwarzen Regierung nicht unterordnen. Ist es nicht eine Schande für einen Araber, sich einem schwarzen Kirdi (Ungläubigen) zu unterstellen?

Makai, der arabische Sultan, sagte mir einmal: »Ihr Weiße (gemeint sind die Christen im allgemeinen) lebt ja schon hier auf Erden wie im Paradies, darum braucht ihr ihn auch nicht nach dem Tode zu erhoffen!« Liegt nicht ein Stück Wahrheit in dieser Aussage?

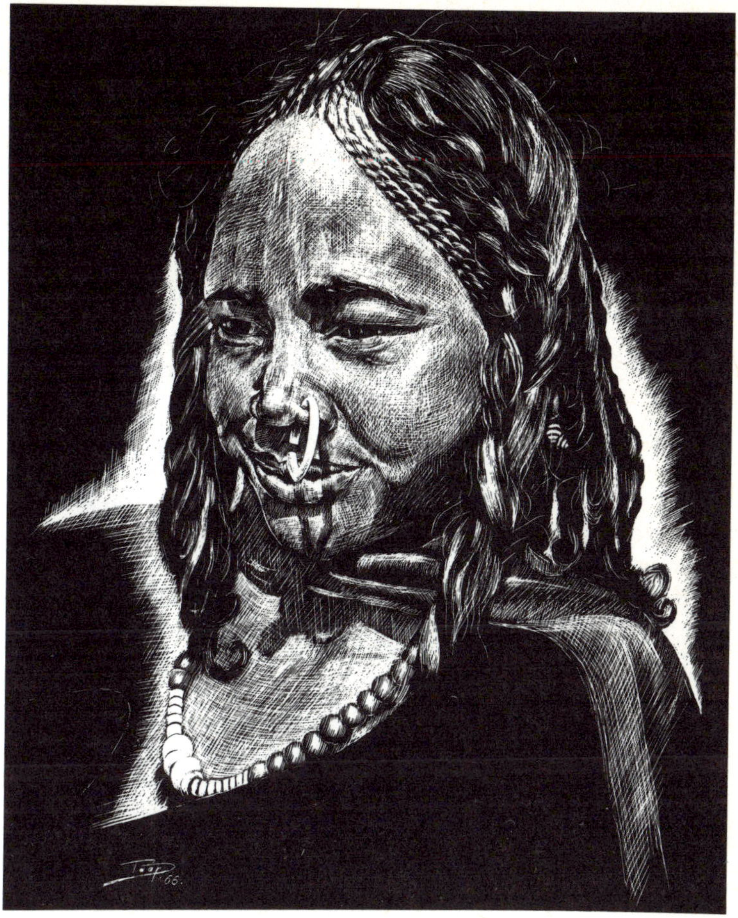

Eine Araberin (Zeichnung: M. Baar)

Da ich gerade bei unserem Freund Makai bin, möchte ich noch einige unserer gemeinsamen Erlebnisse erzählen.

Unsere Araber sind sehr abergläubisch und versuchen, sich gegen alles Mögliche und Unmögliche zu schützen. An einem Nachmittag kam Makai hoch zu Pferd mit seinem ganzen Gefolge, um uns einen Besuch abzustatten. Nach den rituellen Begrüßungen, die bei den Arabern Sitte sind und fast nicht mehr aufhören wollen, sagte Makai zu mir: »Du kannst ja nicht reiten«, und forderte mich damit heraus.

Die arabischen Sultane sind sehr stolz auf ihre Pferde und haben auch immer sehr schöne, nervöse und schnelle, die sie manchmal von weither kommen lassen, um das schönste und schnellste Pferd zu haben. Doch diesmal vertraute auch ich sicher auf meinen Rih (Wind) und sagte: »Nun, so wollen wir einmal sehen.« Rih wurde gesattelt, und wir gingen auf die Straße hinunter, um Kraft und Geschwindigkeit unserer Pferde zu messen. Makai saß stolz im Sattel, meiner Niederlage gewiß, die er einem Kaffer (Untreuen) zur Ehre Allahs zufügen würde. Hinter uns war das Gefolge des Sultans, das auch seine Kommentare gab und erstaunt war, daß ein Weißer es überhaupt wagte, mit dem Sultan ein Rennen einzugehen. Auch sie freuten sich schon über die Niederlage, die ihr Chef dem dummen Nasara zufügen würde.

Wir sammelten uns zum Start. Dann ging es los. Mein Rih, ein stolzer Hengst, schien zu merken, worum es ging, und ließ sich von dem Hengst des Sultans nicht beeindrucken. Er trug mich wirklich, seinem Namen Ehre machend, wie der Wind weit über Makais Pferd hinaus. Das Erstaunen der Araber war groß, und immer wieder hörte man verwunderte Ausrufe als Ausdruck ihrer Überraschung.

Diese Niederlage hat Makai nie mehr vergessen. Fünfzehn Jahre später sagte er einmal zu Liliane: »Du gehst ins Paradies, aber dein Mann geht in die Hölle«, und dies nur wegen seiner damaligen Niederlage. Als wir ihm ein andermal begegneten, sagte er: »Ich habe Bauchweh«, was die seelischen Gefühle der Araber ausdrückt. Ich fragte: »Was drückt dich?« Dann sagte er: »Seit du mich beim Rennen geschlagen hast, habe ich Bauchweh, sooft ich dich sehe.«

Eines Tages kam Makai wieder zu uns auf Besuch. Wir saßen auf der Terrasse des Hauses, machten arabischen Tee und plauderten von dem Geschehen in unserer Umgebung. Da entdeckte ich an seinem Gewehr ein Amulett. Ich fragte ihn, was das bedeute. Da meinte er: »Damit ich nicht daneben schieße.« Da mußte ich lachen und sagte, daß ich ohne Amulett am Gewehr nicht daneben schieße, und fragte ihn: »Was ist denn in dem Amulett eingenäht?« Er antwortete: »Die Nase eines Löwen, die Haare seiner Schnauze, der Schwanz einer Schlange usw.« Ich erklärte ihm, ich werde es verbrennen. Er war entsetzt, denn der Moslem glaubt an die magische Kraft des Amuletts. Makai warf ein: »Was würde der Faki sagen, wenn er das erfährt?« Es ließ mir keine Ruhe. Ich nahm das Amulett weg, schnitt es auf, und heraus kam eine ausgetrocknete Heuschrecke, in Baumwolle eingewickelt.

Ein großes Gelächter stieg von der Terrasse auf zur Scham des Königs, der wieder einmal erleben mußte, wie die Priester die Moslems und die unwissenden Schwarzen belügen. Ich sagte zu Makai: »Siehst du, in was du dein Vertrauen setzest und was dein Gott ist: eine Heuschrecke!«

Später kam Makai wieder und hatte seine Amulette nicht umhängen. Ohne Amulette aber gehen unsere Araber nicht auf Reisen, und ich fragte ihn: »Wo sind deine Amulette?« Er war überrascht, tastete sich ab und fragte seinen Goumier: »Wo sind meine Amulette, wo habe ich sie vergessen?« Da sagte ich ihm: »Nun hast du deinen Gott verloren. Siehst du, mir passiert das nicht, ich habe ihn in mir.« So mußte Makai manches hören, was ihm zu denken gab. Er bat mich einmal: »Komm zu uns Arabern und lasse die Dangaleat in ihrem Dreck.« Ich erwiderte ihm: »Ihr Araber wollt ja nichts wissen vom Evangelium.« Er entgegnete: »Alles, was du tust und sagst, ist richtig, doch dieser Jesus Christus...« Für die Moslems ist der Christus des Evangeliums der Stein des Anstoßes. Ihn anzunehmen kommt nicht in Frage. Und nur um die Araber von ihrer Syphilis, ihren Gonokokken und anderen Infektionen zu heilen... da liegt unser Ziel höher. Da gehen wir lieber zu denen, die die Botschaft anzunehmen bereit sind. Was uns aber nicht daran hinderte, alle zu pflegen und jede Gelegenheit auszunutzen, um auch den Arabern und Moslems die Frohe Botschaft zu verkünden, denn auch sie sind nicht aus dem Heilsplan ausgeschlossen, insofern sie zu Jesus Christus finden, der allein Weg, Wahrheit und Leben ist. Denn: »Es ist in keinem anderen Heil, ist auch kein anderer Name unter dem Himmel den Menschen gegeben, darin wir sollen selig werden« (Apg. 4,12).

Von Jahweh aus gibt es keine drei Wege zu dem einen Gott, sondern nur eine Person: »Denn es ist ein Elohim und ein Mittler zwischen Jahweh und den Menschen, nämlich der Mensch Jesus Christus« (1. Tim. 2,5). »Einen andern Grund kann niemand legen, außer dem, der — von Jahweh aus — gelegt ist, welcher ist Jesus Christus« (1. Kor. 3,11).

Bei den Dangaleat

Sitten und Gebräuche

Nun wohnen wir bei den Dangaleat, diesen für uns so wildfremden Menschen. Sollte dieser Stamm, der so schwierig und durch die klimatischen Bedingungen so benachteiligt ist und der einen sehr schweren Kampf führt, um überhaupt überleben zu können, aus dem Heilsplan ausgeschlossen sein? Ist es nicht unser Auftrag und unsere Aufgabe, die Botschaft und das Zeugnis der Liebe Gottes in alle Stämme und Sprachen zu tragen?

In Korbo leben die Menschen, als ob sie gerade aus der Steinzeit kämen. Die Behausung besteht aus einer runden Strohhütte von 3 bis 4 Meter Durchmesser, in welcher Menschen und Tiere, Pferde, Ziegen, Hühner, Mäuse, Schlangen, Skorpione usw. leben.

Gerade fällt mir ein, wie wir einmal mit dem Dorfhäuptling vor der Hütte saßen und ich eine Schlange vom Dach rutschen sah. Ich konnte gerade noch einen Eingeborenen auf die Seite schieben, damit sie nicht auf ihn zu fallen kam.

Der Hof ist von einer strohgeflochtenen Wand umgeben. Im Hof stehen, je nachdem, ob ein Mann zwei oder drei Frauen hat, ebenso viele Hütten.

Das Leben der Dangaleat spielt sich im Freien ab, die Hütten sind nur ein Schutz bei Regen und in der Nacht eine Sicherheit gegen wilde Tiere. Ein Dorf ist wie eine große Familie: jeder kennt und weiß alles von jedem.

Alles spielt sich am Boden ab: sitzen, essen, schlafen. Sehr selten hat der Familienvater eine Pritsche aus Ästen zum Schlafen. Die Kinder schlafen in der kühlen Jahreszeit auf der Feuerstelle, und morgens stehen sie auf, grau von der Asche.

Der Dangaleat lebt sorglos in den Tag hinein. Es ist ihm nichts an einem Haus gelegen noch an etwas, woran er sein Herz hängen könnte. Sein Reichtum sind einige Hühner und vielleicht eine oder zwei Ziegen, die als Margai-Opfer dienen sollen. Wenn es gut geht, haben sie ein Pferd. Reich ist, wer eine Kuh besitzt. Doch dies alles gehört nicht einem Individuum, sondern der Familie, denn wenn einem Familienglied etwas zustößt, muß auch die ganze Familie mithelfen, den Schaden zu heilen.

Die Dangaleat leben eigentlich, wie Christen leben sollten: wie Pilger und Fremdlinge auf dieser Welt.

Die Braut bringt keine Mitgift in die Ehe mit, im Gegenteil, sie muß gekauft werden. Sie trägt dem glücklichen Schwiegervater, je nach dem Kurs, 60 bis 120 F ein. Um sich mehrere Frauen leisten zu können, muß eine Familie ziemlich reich sein, denn mit einer einmaligen Abfindung ist es noch nicht erledigt. Tritt eine Meinungsverschiedenheit auf, so läuft die Frau zurück zu ihrer Mutter. Der arme Ehemann muß zum Beispiel ein Stück Stoff für einen Rock kaufen, und wenn es zu einem großen Ehekrach gekommen war, dazu noch der Schwiegermutter und dem Vater ein Kleidungsstück. Dann erst erklärt sich die Frau bereit, wieder zu ihrem Mann zurückzukehren. Sehr oft geschah es, daß Männer zu uns kamen, um eine Flasche mit Nuggi und Kindermilch zu verlangen, indem sie klagten: »Die Mutter ist zu der Schwiegermutter gelaufen und hat den Säugling einfach zu Hause gelassen.« Um zu ihrem Recht zu kommen, schreckt die noch nicht aus dem Kindesalter entwachsene Mutter vor keinem Opfer zurück. Die Liebe scheint in der Seele der Dangaleat noch nicht erwacht zu sein. Es kommt vor, daß eine Frau ihren Mann und dessen Familie ruiniert. Der Afrikaner lebt und handelt immer im Rahmen der Sippe und Familie, wovon er ein Teil ist. Sie ist für ihn und er für sie verantwortlich. Ist die Frau fruchtbar und bringt Kinder zur Welt, muß der Ehemann diese Fruchtbarkeit dem Schwiegervater mit einem Pferd, Kleidern und Lanzen bezahlen. Der Preis ist je nach dem Stamm verschieden.

Mädchen zu haben ist in Afrika eine gute Einnahmequelle. (In Europa ist es eher das Gegenteil!) Der zukünftige Schwiegersohn muß auch ein Jahr unentgeltlich bei der Schwiegermutter arbeiten und das Hirsefeld bestellen, eine Probe, die vielleicht nicht viele Europäer bestehen würden.

Doch ledig zu bleiben gilt in Afrika als eine Schande und kommt auch nie vor. Im Oktober ist der Hochzeitsmonat. Da kommen die zwölf- und dreizehnjährigen Jugendlichen zusammen. Katastrophal wirkt es sich aus, wenn diese Kinder wieder Kinder gebären sollen. Viele junge Frauen müssen dabei ihr junges Leben lassen.

Kindererziehung gibt es so gut wie gar nicht. Die Kinder- und Säuglingssterblichkeit beträgt bis zu 70 Prozent, da die Hygiene sozusagen auf dem Nullpunkt steht.

Als wir in den Stamm der Dangaleat kamen, gab es noch keine Schulen. Erst seit einigen Jahren steht in Korbo eine kleine Regierungsschule mit einem schwarzen Lehrer. Es gibt keinen Schulzwang, und die Schule wird sehr schlecht besucht. Die Dangaleat erkennen deren Zweck nicht. Da es keine Arbeitsmöglichkeiten für Ausgebildete gibt, sehen die Dangaleat nicht ein, warum ein Kind sechs Jahre lang in der Schule sitzen sollte. Es arbeitet ja nachher doch nicht mehr auf dem Feld, weil dies unter seiner Würde wäre. Ein Studierter ist in seinem Stamm ein Fremdkörper, der sich in seinem Heimatdorf nicht mehr wohl fühlt und gleichzeitig seine Umgebung aus dem Gleichgewicht bringt.

In Korbo hatten wir einmal einen Lehrer, der jeden Morgen ins Dorf ging, um die Schüler zusammenzusuchen. Er trieb sie vor sich her in die Schule. Andere Lehrer sind froh, wenn keine Schüler kommen. Sie ruhen getrost im Schatten hinter der Schule auf ihren Lorbeeren aus. Einer der Lehrer stellte einmal halb Salem auf den Kopf. Wenn man irgendeinen Mann suchte, war er beim »Maitre«. Es wurde mir zu bunt, und ich ging der Sache auf den Grund: der »Maitre« war Spezialist im Kartenspielen, und das geschah sogar um Geld. Unterdessen stellte er den hellsten Schüler an die Wandtafel, um stundenlang den Schülern Wörter einzuprägen. Er selbst saß hinter der Schule und spielte Karten. Ein trauriges Vorbild!

Nationalessen: Hirse

Die Nahrung, die nur einmal am Tag eingenommen wird, besteht aus Hirse. Während der dreimonatigen Regenzeit wird die Hirse ausgesät und hat Zeit zum Wachsen. Dabei sind die Eingeborenen von Sonnenaufgang bis Sonnenuntergang anhaltend auf den Feldern beschäftigt. Es darf nicht gefaulenzt werden, sonst muß man später hungern. Manche der Eingeborenen schlafen sogar in den Feldern, da diese oft sehr weit von den Dörfern entfernt sind. Der Ernteertrag muß bis zur nächsten Ernte ausreichen. Da die Schwarzen nicht rechnen und nicht vorsorgen, kommt es oft vor, daß sie bis zur nächsten Ernte magere Monate und Wochen durchstehen müssen.

Wenn die Hirse bald reif ist, müssen die Eingeborenen, je nach der Gegend, gegen die Vögel kämpfen, die in Scharen über die Hirsefelder herfallen. Die Leute richten in den Feldern Türme auf, auf denen die Kinder sitzen und von Zeit zu Zeit einen Schrei ausstoßen, um die Vögel zu verjagen. Zuweilen werden die Felder von Antilopen überfallen, die auch gerne Hirsekolben fressen. Es kommt auch vor, daß die Hirsefelder von Elefanten heimgesucht werden, die nicht nur durch Abfressen großen Schaden anrichten, sondern auch durch das Zertrampeln. Wenn eine Elefantenherde in der Nähe ist, gehen die Eingeborenen mit den Trommeln und machen so viel Krach wie möglich, um die Schädlinge zu verjagen. Fast jedes Jahr organisiert die Regierung Jagden, bei denen eine gewisse Anzahl Elefanten geschossen werden dürfen, um diesem Schaden entgegenzuwirken.

Hin und wieder gibt es Mißernten, die in diesem armen Land bald zur Katastrophe führen, denn die Hirse kann durch nichts ersetzt werden.

Der alte Djindi erzählte uns von Hungersnöten, wo, wie er sagte, »die Leute wie die Fliegen starben«. Während dieser Notzeiten essen die Schwarzen Grassamen und Baumwurzeln.

Dank der Hilfe von Freunden können wir den Christen immer wieder helfen, solche schweren Zeiten zu überbrücken. Dafür sind sie sehr dankbar, denn außer der Hilfe von der Mission kommt keine bis zu diesen Ärmsten. Leider wird die Hilfe für die Unterentwickelten oft nur dort eingesetzt, wo ein politisches Ziel verfolgt wird, darum ist es für die Mission ratsam, solche Hilfe für sich abzulehnen.

Unsere Dangaleat sind weder politisch noch wirtschaftlich interessant für die nächste Zukunft, und darum werden sie auch weiterhin warten müssen. Während der letzten Jahre durften wir ihnen und ganz besonders den Christen zeigen, daß es eine andere Kraft und Hilfe gibt, die weder politisch noch wirtschaftlich an ihnen interessiert ist.

Im Oktober wird ein großes Erntefest abgehalten, und die Erstlingsgarben werden dem Margai geopfert. Darauf erst darf die Hirse geerntet und darf von der neuen Ernte gegessen werden.

Die Hirsekolben werden abgeschnitten und aufeinandergehäuft. Die Familie und der Clan einen sich, sich gegenseitig beim Dreschen abzulösen. Im Rhythmus des Tam-tam wird mit Stöcken auf die Hirse geschlagen, bis sich die Körner vom Stiel gelöst haben. An einem windigen Tag trennen die Frauen die Spreu von der Hirse, indem sie bei jedem Windstoß Spreu und Hirse von oben herabschütten, so daß der Wind die Spreu fortweht: ein alttestamentliches Bild.

Die Frauen tragen dann die Hirsekörner in Körben auf den Schultern ins Dorf. Oft lassen sie sie auch von Arabern mit Ochsen oder Kamelen nach Hause bringen. In jedem Hof stehen aus Lehm angefertigte Hirsespeicher, in welche die Körner geschüttet werden. Leider werden sie hie und da von Arabern, die sie am Tag gebracht haben, nachts wieder gestohlen.

Solange die Hirse draußen auf dem Felde liegt, schlafen die Eingeborenen daneben, um sie zu bewachen; wer das nicht tut, riskiert, am nächsten Morgen von seiner Hirse nichts mehr zu finden. Selbst wenn die Hirse bewacht wird, schrecken die Nomaden nicht davor zurück, den Wachenden anzugreifen und wenn nötig zu töten, um die Hirse zu stehlen. Man kann sich vorstellen, was das für denjenigen, den es trifft, für ein Schaden ist.

Jeden Tag muß die Frau dafür sorgen, daß es etwas zu essen gibt. Dazu braucht sich die Dangaleatfrau nicht so sehr den Kopf zu zerbrechen, denn die Grundnahrung ist die Hirse. Die Körner werden auf einem Stein mit einem anderen von Hand zu Mehl gemahlen. Dieses wird auf offenem Holzfeuer ohne jegliche Zutat im Wasser zu einem Brei gekocht.

Dieser kommt in eine Holzschüssel und wird nachher wie ein Pudding gestürzt. Das ist die »Boule de mil«, die Hirsekugel.

Das Kopfzerbrechen der Dangaleatfrau fängt nun erst an. »Was für eine Soße werde ich zu der Hirsekugel machen?« Auch hier fällt die Wahl eigentlich nicht schwer. Je nach der Jahreszeit gibt es zum Beispiel Soße aus Raupen, Heuschrekken, Termiten, Blattwanzen, getrocknetem Fisch (auf letztere folgen meistens Durchfall und Bauchschmerzen), aus Blättern von Bäumen, Wurzeln, getrocknetem Fleisch, sehr selten auch von frischem Fleisch. Die Soßen sind sehr stark gewürzt mit Pilipili (ganz kleiner roter Paprika, der gut gedeiht), so daß man, wenn man zum erstenmal davon ißt, das Gefühl hat, der Mund

und die Speiseröhre würden verbrennen. Salz wird aus Lehmerde und Asche hergestellt, Öl aus Erdnüssen, die in der Regenzeit gut gedeihen und von den Frauen neben der Hirse angepflanzt werden.

Abends, nach Sonnenuntergang, wird die »Boule de mil« zubereitet. Die Eingeborenen sitzen am Boden im Kreis um die zwei Schüsseln. Löffel und Gabeln sind unbekannt. Mit den Fingern nimmt man einen »Brocken« von der Hirse, taucht ihn in die Soße und steckt ihn in den Mund. (So machten wir es auf unseren Rundreisen auch.)

Da die Quantität die Qualität ersetzen muß, nehmen die Eingeborenen große Mengen zu sich. So trank ein kleiner Junge, welcher bei uns arbeiten wollte, nach dem Geschirrabwaschen das gebrauchte Wasser. Männer und Frauen essen getrennt. Es ist eine Schande für die Frau, wenn sie ihren Mann essen sieht.

Die Kinder essen gerade, wo und wie sie dazu kommen. Tagsüber fangen sie Feldmäuse, die sie mit Haut und Haar (und Inhalt) in der Asche braten und als Zwischenverpflegung essen. Auch gewisse Graswurzeln graben die Kinder aus und essen sie als Leckerbissen. Nie haben diese Kinder etwas anderes gegessen, als was sie in der Natur finden, und dieselbe ist sehr arm. Es gibt keine Früchte, Orangen, Bananen oder sonst ein Obst oder Gemüse. Auch keine Geschäfte, in denen man einmal Süßigkeiten oder etwas Abwechslung finden könnte. Wie könnte ein Geschäft existieren in einem Land, in dem die Menschen knapp das haben, was zum Überleben nötig ist! Immer wieder muß ich mich wundern, daß sich überhaupt Menschen dort ansässig gemacht haben. Doch sollten sie die Sklaverei in Ägypten mit der Freiheit, aber auch der Armut dieses Landes vertauscht haben, so kann man sich fragen, ob der Tausch sich gelohnt hat.

Der schwere, schon zum voraus fast hoffnungslose Kampf ums Überleben in diesen klimatischen Verhältnissen ließ sicherlich kaum einen allergeringsten Fortschritt zu. Es sind schon ganze Stämme verschwunden, und von anderen ist nur noch ein kleiner Überrest vorhanden, der sich auch bald auflösen wird.

Ihre Beschäftigungen

Wie vor Hunderten, ja Tausenden von Jahren werden noch heute auf die primitivste Art die Tonkrüge zum Wasserholen und das Kochgeschirr von den Frauen angefertigt.

Die Drehscheibe existiert hier noch nicht. Sie kennen keine Symmetrie, darum ist das Rad noch nicht erfunden. In eine Tonschale, die mit Asche gefüllt wird, stellt die Frau den von Hand angefertigten Anfang des Gefäßes. Dann wird ein Stück Lehm nach dem andern hinzugefügt und geformt, wobei das Geschirr mit der Asche von Hand ruckweise gedreht wird, bis ein Gefäß entstanden ist. Einfacher geht es nicht, und doch gehört viel Fingerfertigkeit, Gefühl, Geschick und Zeit dazu. Von der »Keine-Zeit-Epidemie« sind unsere Dangaleat noch nicht angesteckt. Ist das geformte Geschirr trocken, so kommt es mit getrocknetem Kuhmist zusammen in ein Loch in der Erde, und das Ganze wird in Brand gesteckt. Das ist der Brennofen. Auch der könnte nicht einfacher sein.

In der Trockenzeit kümmern sich die Männer um den Bau der Hütten, oder es muß etwa ein Dach, das die Termiten zerfressen haben und das während der Regenzeit nicht mehr wasserdicht war, erneuert werden. Dazu müssen die Männer auf den Bergen ein geeignetes Gras schneiden und es auf dem Kopf ins Dorf tragen. Dort wird es dann für den Dachbau zubereitet. Auch Strohmatten für die Umzäunungen werden geflochten.

Das Spinnen und Weben der Baumwolle ist ebenfalls Arbeit der Männer.

Ihr Webstuhl gehört zu den primitivsten unserer Erde. Er hat gewiß seit Jahrhunderten keine Veränderung erlebt. Es werden schmale 7 cm breite Bänder gewoben und dann für die Lendenschürzen der Frauen und für die Bubus (afrikanisches Umhängekleid) der Männer zusammengenäht.

Am Ende der Trockenzeit bereiten die Männer die Felder für die Regenzeit vor, das heißt, es wird abgeholzt, der Boden wird weder gepflügt noch gedüngt. Die Geräte, die zum Entholzen und Bebauen der Felder gebraucht werden, sind auch denkbar primitiv. Das Beil wird von den Schmieden aus einer alten Autofeder hergestellt und hat eine Schneide von etwa 5 cm Breite.

Die Schaufeln werden aus alten Benzinfässern hergestellt. Bevor die Weißen mit ihren Eisenrossen in dieses Gebiet kamen und das Eisen lieferten, mußten es die Schmiede mühsam aus erzhaltigem Sand aus den Flußbetten in ganz primitiven Hochöfen herausschmelzen. Diese Kunst ist ihnen verlorengegangen. Unter den Schmieden gibt es Spezialisten; solche, die Beile und Schaufeln, andere, die Messer und Lanzen, und wieder andere, die Schmuck anfertigen. Auch die Arbeitsmethode der Schmiede ist noch im Embryostadium. Auf dem Boden sitzend, mit selbstangefertigten Zangen und Hämmern, bearbeiten sie das Eisen.

Auf Rotglut gebracht wird es auf glühenden Holzkohlen, die durch zwei aus Ziegenfellen angefertigte Blasebälge erhitzt werden.

Einer der Schmuckschmiede kam oft zu uns. Er ist eine Ausnahme und hat eine besondere Begabung. Unter meiner Anleitung hat er sich zu einem Künstler entwickelt und formt aus Messing sehr schöne kunstvolle Figuren von Menschen und Tieren. Die Kunst Djibrins findet gewiß Nachfrage. Seine Werke werden jetzt schon sehr verlangt, und seine Figuren sind bereits weitherum bekannt. In der Hauptstadt werden sie sogar kopiert.

Wir dürfen nicht vergessen, daß die Missionare und christlichen Institutionen meist an der Quelle der Hilfe am Nächsten für unterentwickelte Völker standen. Lange bevor die säkulare Welt von Entwicklungshilfe und Solidarität redete und in dieser Hinsicht etwas unternahm, haben es die Anhänger des Evangeliums schon fast 2000 Jahre auf Geheiß der Bibel praktiziert. Die Hilfe der gläubigen Christen war nicht auf die Christen beschränkt, sondern hat sich auf jedermann ausgebreitet. (Siehe Gal. 6,10; Röm. 12,13; Hebr. 13,16; Jak. 2,16; 1. Joh. 3,17-19; 1. Petr. 4,9 und andere). Es scheint, daß die staatlichen Institutionen und sozialen Gesetze den Christen den Wind aus den Segeln genommen haben. War es, um Gott die Ehre zu rauben und sie den Menschen zuzuschreiben? In unseren europäischen Ländern fangen wir langsam an zu sehen, wo dies hinführt.

Jede Hilfe an die Unterentwickelten ist umsonst, wenn der Geist, der zu dieser Aufgabe führt, den Völkern nicht ebenfalls gebracht wird. Die materielle Hilfe allein wird ihnen keineswegs eine Hilfe sein. Und wenn wir ihnen nichts anderes mehr zu bringen und zu geben hätten, so wäre es besser, wir würden auch das Geld behalten, denn sonst bringen wir ihnen Fluch anstatt Segen. Die Werke ohne den Glauben sind tot, genau wie der Glaube ohne Werke. Die Hilfe an den Ärmsten ist ja der Gradmesser unseres Glaubens.

In unserem Stamm sind alle Feldarbeiter! Eine andere Existenzmöglichkeit gibt es nicht. Man findet weder Industrie noch Geschäfte noch Bodenschätze. So waren wir die ersten, die einigen eine Verdienstmöglichkeit geboten haben. Wir sind froh, daß wir den Christen Gelegenheit geben können, durch ihre Arbeit ihren Lebensstandard etwas zu erhöhen und sich dadurch ein wenig besser ernähren zu können. Wir sind all den Freunden, die uns ermöglichen, die Gläubigen regelmäßig für ihre Hilfe zu entlohnen, dankbar.

So war unsere Hilfe an die Dangaleat — sei sie geistlicher, materieller oder medizinischer Art — die erste »Hilfe an die unterentwickelten Völker«, die bis zu den »Ärmsten« in Korbo gedrungen ist.

Hin und wieder wandert ein Dangaleat aus, um in der Hauptstadt Fort-Lamy (500 km entfernt) nach Reichtum und Glück zu suchen, doch werden die meisten sehr enttäuscht. Fort-Lamy ist der einzige Ort mit Arbeitsmöglichkeiten, deshalb ist der Zustrom nach dort sehr groß. Auf einen schwarzen Arbeiter kommen fünf bis sechs Arbeitslose, die dann vom Verdienst dieses einen leben oder auf eine andere Art sehen müssen, wie sie durchkommen, das heißt: sie stehlen. Wenn diese Elemente dann wieder in ihre Dörfer zurückkehren, sind sie sehr oft der Anlaß zu allerlei Ausschweifungen. Als sie vorher noch im Dorf gelebt hatten, hatten sie sich in der Angst vor der Strafe der bösen Geister der Ordnung des Dorfes unterstellt. Nun hatten sie in der Stadt gelernt, zügellos zu leben und sich gehenzulassen, und trieben das — wieder im Dorf — auch hier.

Jagd

In der neun Monate langen Trockenzeit, wenn die Feldarbeiten vorbei sind und die Hirse gedroschen ist, gehen unsere Dangaleat mit großem Vergnügen und mit Leidenschaft auf die Jagd.

Morgens um drei, vier Uhr hört man das Jagdhorn, das aus dem Horn einer Kuduantilope hergestellt ist. Und bevor der Tag anbricht, ziehen die Männer mit Pferden, Hunden, Lanzen und Stöcken mit Kriegsgeschrei in die Steppe. Wer diesen Urschrei zum erstenmal hört, könnte es mit der Angst zu tun bekommen.

Nach einem gewissen Kriegsplan wird die Steppe angezündet, um das Wild auf eine bestimmte Stelle zu jagen. Die Jagd ist erbarmungslos, und jedes Tier, das gesehen wird, wird erlegt. So werden ohne Rücksicht die schönsten Antilopen, Muttertiere und Jungtiere getötet, alles, was unter die Lanzen kommt. Sowohl die Wildkatze als leider auch der schönste Kudu werden erstochen.

Sind die Dangaleat hinter dem Wild her und haben dasselbe erlegt, gleichen sie einer wilden, gierigen Meute und würden sich auch so benehmen, wenn jemand es wagen würde, sie von der Beute wegzutreiben.

Ein schöner Kudu hatte einmal das Unglück, sich zu sehr Korbo zu nähern. Die Jagd wurde aufgenommen, und der Kudu wurde unweit des Dorfes erlegt. Ich ging hin, um zu filmen. Der Sultan sagte mir aber: »Gehe nicht zu nahe, sie töten dich sonst.«

Immer wieder kommt es während der Jagdzeit vor, daß Jäger vom Pferd stürzen oder von Tieren angefallen werden. Aber es gibt auch Messerstiche, die sich die Dangaleat beim Verteilen einer Beute versetzen. Manchem wurde schon in die Hand gestochen, damit er sein Stück Fleisch fahren lasse.

Da ihre Nahrung sehr proteinarm ist, sind die Eingeborenen gierig auf Fleisch. Leider wird es nicht mehr lange gehen, so wird auch diese Quelle versiegen.

Für die Dangaleat ist jedes Jagdgesetz ungültig; nur der Weiße muß sich diesem Gesetz fügen. Immer wieder sagte ich den Eingeborenen: »Eure Kinder werden nicht mehr wissen, wie eine Gazelle aussieht.« Als wir nach Korbo kamen, sah man immer wieder kleine Herden von Gazellen, auch Antilopen usw. Doch heute ist eine Gazelle eine Seltenheit geworden.

Die Hadad (Schmiede) gehen ebenfalls, und zwar mit Netzen, auf die Jagd. Diese Netze sind aus Sehnen von Tieren angefertigt und unverwüstlich. Doch wie viele Tiere das Leben lassen mußten, um die kilometerlangen Netze anzufertigen, kann man sich kaum vorstellen. Wo der Mensch hinkommt, zerstört er das Gleichgewicht der Natur! Gewisse Stämme jagen noch mit Bogen und Giftpfeilen, dazu schleichen sie durch einen präparierten Vogelkopf getarnt, das Wild an, und schießen aus einer bestimmten Entfernung den todbringenden Pfeil ab. Selbst vor Löwen schrecken diese Jäger nicht zurück.

Aber nicht nur die Dangaleat sind wilde Jäger, auch Weiße können es sein, sogar einzelne Missionare. – Einmal kamen wir mit den Pferden in einen abgelegenen Ferik in einer Gegend, wohin vorher und nachher wohl kein Weißer mehr gekommen ist. Es war morgens. Da sagten uns die Araber: »Monsieur, komm mit und schieß den Löwen, er hat uns heute morgen eine Kuh gerissen.« Da ich in dieser einsamen Steppe das Gewehr bei mir hatte, ging ich mit den Arabern. Wir kamen an den Ort, wo der Löwe die Kuh gerissen hatte; doch das Steppengras war so hoch, daß man nichts von einem Löwen sah, selbst wenn er nur einige Meter von uns entfernt gewesen wäre.

Das war ein gefährliches Spiel, denn weit war er gewiß nicht. Die Araber hatten die tote Kuh an einen Baum gebunden, und im Baum saßen zwei Männer mit Lanzen und warteten auf den Löwen. Doch der kam nur bis zu einer gewissen Entfernung heran, und an dieser Stelle hatte er vor Wut den Boden aufgekratzt. Ich sah deutlich die Spur seiner Krallen – doch den Löwen bekam ich an diesem Tag nicht zu sehen.

Der Tschad könnte ein Tierparadies sein und könnte auch als solches vom Tourismus ausgewertet werden, wenn es die Transportmöglichkeiten und die verlorene Sicherheit erlauben würden.

Schlangen gibt es hier auch sehr viele, giftige und andere. Sie gehören sogar zu den Haustieren. Wie viele Schlangen haben wir schon im Haus getötet! An einem Sonntagabend saßen wir draußen auf dem Liegestuhl; es war dunkel, und wir hatten kein Licht. Plötzlich bemerkte ich etwas Schwarzes auf meinem Bauch. Ich bewegte mich nicht und sagte zu Liliane: »Geh und hole die Taschenlampe; ich glaube, ich habe eine Schlange auf dem Bauch.« Und richtig, so war es. Was suchte das Tier auf mir? Vielleicht die Wärme, doch bleibt es mir ein Rätsel, wie dieses Tier, das doch gegen Vibrationen empfindlich ist, auf meinen Bauch kam. Liliane war aufgeregter als ich. Zum Glück blieb ich ruhig, und Liliane sprang auf, um einen

Stock zu holen. Unterdessen schlich die Schlange langsam zur Erde, wo ich sie dann tötete. Die Salembewohner, die durch Lilianes Rufe angesprungen kamen, sagten: »Gott hat dich bewahrt, denn es ist eine sehr giftige Schlange!« Manchmal haben wir auch Schlangen aus dem Brunnen gezogen, darunter schöne Kobras. Eines Nachts fingen die Tauben an zu fliegen. Ich ging zum Taubenschlag, und als ich die Falltüre öffnete, stand eine wunderschöne Kobraschlange mit aufgeblasenem Hals vor mir. Ich ließ schnell die Tür fallen und war mir bewußt, daß ich entweder hätte erblinden oder vielleicht unter schrecklichen Schmerzen sterben können. Die Kobra ist eine gefährliche Schlange. Sie speit ihr Gift direkt in die Augen. Das haben wir später einmal feststellen können, als wir eine Kobra hinter einem Glas hatten. Die Kobra im Taubenschlag konnten wir mit der Lanze töten. Wir durften sehr oft Bewahrung vor Schlangen erleben.

In einer Nacht, als wir nach Hause kamen, sahen wir eine etwa vier Meter lange Pythonschlange auf dem Weg. Ich überfuhr sie mit dem Vorder- und Hinterrad des Land-Rovers und war überzeugt, daß das Tier tot war. Wir hielten an, kehrten um, und mit dem Scheinwerferlicht suchten wir nach dem Opfer, doch wir fanden es nicht, und doch war ich überzeugt, daß das Tier nicht weit sein konnte. Am anderen Tag fuhren wir hin, da es nahe an der Station war, um die Gegend abzusuchen, ohne Erfolg. Dies zeigt, wie zäh eine Schlange sein kann.

Eines Tages war Liliane im Garten, um Petersilie zu pflükken, da kam Koro und meldete: »Im Petersilienbeet ist eine ganz grüne Schlange.« Wahrhaftig, eine schöne, die einzige dieser Art, die ich je gesehen hatte. Wie später Kenner sagten, soll es sich um eine grüne Mamba, eine sehr giftige Schlange, gehandelt haben.

Der Margaikult

Die Dangaleat sind ein Stamm im Gebiet der Hadjarai (Bergbewohner). Ihr Name kommt daher, daß sich die Stämme in einer Berggegend gesammelt haben und bis vor einigen Jahrzehnten dort lebten, um vor den arabischen Sklavenhändlern besser geschützt zu sein.

Noch begegneten wir Menschen, die als Sklaven verschleppt worden waren und ihre Heimat kaum mehr kannten. Ein Mann, Ab Myriam, saß täglich im Schatten eines Baumes ganz nahe bei der Station. Er konnte seit seiner Jugend nicht mehr gehen. Die Araber hatten ihm als Sklaven die Sehnen durchgeschnitten und ihn an den Brunnen gesetzt, um Wasser zu schöpfen. So konnte er nicht entfliehen. Dieser Mann lebte nun in Freiheit, aber wie!

Das ganze Gebiet der Hadjarai umfaßt ungefähr 160 000 Einwohner. Diese teilen sich in etwa 15 verschiedene Stämme, von welchen jeder seine eigene Sprache spricht. Einer von ihnen ist der Dangaleat-Stamm.

Von Norden bis Süden ist das Gebiet der Dangaleat etwa 90 km lang und von Osten nach Westen um die 60 km breit.

Der eigentliche Ursprung dieser Stämme ist nicht bekannt. Die Eingeborenen selber wissen nichts von ihrer Vergangenheit.

Djindi sagte immer, wenn ich ihn nach seinen Vorfahren fragte: »Meine Großmutter war ein Klippschliefer (afrikanisches Tier, einem Murmeltier ähnlich) und mein Großvater eine Schlange. Dieselben haben sich gepaart, und daraus kam mein Vater.« Dies will nur heißen, daß seine Familie schon lange hier wohnt, doch wie lange, das wußte niemand.

Bis 1910 etwa lebten diese Stämme völlig abgeschlossen, fern von jeder Zivilisation, Kultur und Umwelt. Vor der Ankunft der Weißen gab es wenig, wenn nicht gar keine Verbindung zwischen Stämmen und Dörfern. Wer aus seinem Dorf ging, mußte damit rechnen, daß er im anderen Dorf gefangen und als Sklave verkauft wurde.

Erst 1910, als die Franzosen kamen, hörte auch der Sklavenhandel auf.

Djindi, der diese Zeit als etwa 15jähriger erlebt hat, erzählt noch heute mit Begeisterung von damals. Er erzählt vom ersten französischen Kapitän, »Kapitän Naar« (Feuer), von den Schlachten, wobei viele umkamen und die Araber besiegt wurden. Djindi zählt dann an den Fingern die Weißen auf, die Spuren hinterlassen hatten, und zum Schluß sagt er: »Und als letzter kamst du und bist am längsten geblieben und bist der beste gewesen.«

Durch diese Isolierung vor der Eroberung dieses Gebietes ist die Stammesordnung hier noch ganz erhalten geblieben. Die Einwohnerzahl eines Stammes schwankt zwischen 10 000 und bis 50 000. Der Stamm teilt sich in verschiedene Clans auf, und jeder Clan bewohnt eine geschlossene Siedlung. So kommt es vor, daß größere Dörfer verschiedene Clans beherbergen. Um diese zu unterscheiden, tragen deren Angehörige Namen von Tieren. Es gibt z. B. den Clan der Elefanten, der Löwen, der Panther usw. Ein Eingeborener vom Elefantenclan zum Beispiel darf nie eine Frau von demselben Clan heiraten. So ist die Inzucht auf ein kleines Minimum beschränkt geblieben.

Das ganze Gebiet der Hadjarai, die bis heute zum großen Teil dem Islam widerstanden haben, steht unter dem Einfluß der Margai. Das ganze Leben, Denken, Tun und Lassen wird von den Margai bestimmt und beherrscht.

Die Margai sind Dämonen, böse Geister, Teufel, auch Naturgeister, die auf besonders hohen, oft unerreichbaren Felsen wohnen, auch in Bäumen, in Flußbetten, sogar im Wirbelsturm u.a.m. Die Margai sind Geister, die gewöhnlichen Sterblichen unsichtbar sind. Es geschieht, daß diese auf dem Felde oder im Flußbett zu den Eingeborenen reden und ihnen sagen: »So, nun mußt du mir bei dir in deinem Hof eine Hütte aufstellen, ich bin nun dein Margai.« So kann es vorkommen, daß eine Familie mehrere Margai hat, die im Hof jeder seine Hütte haben.

Nun muß die Familie aufpassen, nichts zu tun und zu lassen, was den oder die Margai betrüben oder kränken könnte. Sonst werden diese erbarmungslos über die Familie, den Clan oder das Dorf herfallen.

Der Margai verursacht Krankheiten und Tod, bringt Hungersnot, Seuchen, Naturkatastrophen. In manchen Fällen kann er aber auch Reichtum und Macht verleihen. So leben unsere Dangaleat ständig unter der Furcht vor diesen Geistern, denn sobald dem Margai gegenüber irgendein Fehler begangen wird, kommt unweigerlich die Strafe, selbst wenn die Beleidigung ungewollt war. Niemand geht ungestraft aus einer Fehlhandlung hervor. Die Krankheit wird über den Betreffenden und über seine Familie oder das Dorf kommen und ihn so lange plagen, bis er sich aufmacht, zu dem Margaipriester zu gehen. Dieser fragt den Margai durch Orakel nach der Schuld und nach des Margai Willen. Meistens fordert der Margai Blutopfer, manchmal ein Huhn, wenn es nicht hilft, ein zweites oder eine Ziege oder sogar einen Ochsen. Ist der Margai durch ein Blutopfer versöhnt, so läßt er von dem Kranken ab; wenn nicht, wird der Kranke sterben. Oft nehmen die Eingeborenen Wege von 10 bis 20 km auf sich, um an dem Ort zu opfern, der ihnen vom Priester angegeben wird.

Hilft ein Opfer nichts, muß einem größeren Margai geopfert werden. Treten Epidemien auf, wird nach dem Grund geforscht, die Margai werden befragt, es wird geopfert, und unterdessen mögen in einem Dorf Hunderte von Menschen sterben. Einmal wütete eine Meningitis-Epidemie. Es wurde geopfert, doch die Epidemie ging weiter. Dann wurde durch Orakelbefragung dem Priester von Korbo offenbart, er solle ein schwarzes Schaf nehmen und die Krankheit darauf legen, und dann solle das Schaf in die Steppe gejagt werden. — Nach einiger Zeit hörte die Epidemie dann auf.

In jedem Hof, in jeder Familie trifft man den Margaialtar an. Dort werden kleine Opfer gebracht. Es kann vorkommen, daß eine Familie so lange vom Margai geplagt wird, bis sie ihr Hab und Gut geopfert hat. Und wenn die Familie die Ansprüche des Margai nicht mehr erfüllen kann, wird sie erbarmungslos vernichtet.

Je nach der Art des Opfers, sind die Familie oder die Dorfältesten oder nur die Margaipriester beim Opfern zugegen.

Es gibt Opfer, die im Dorf jede Woche gebracht werden, um die Gunst der Margai über das Dorf, die Ernte usw. zu erlangen. In einzelnen Fällen kommt es vor, daß die Eingeborenen sich dem Margai verschreiben, um Reichtum zu erhalten. Dieser Reichtum kommt von einem besonderen Margai aus dem Dorf Bubu hinter dem Berg Gera (1 600 Meter hoch). Dort, im Flußbett, wird der Margai durch besondere Riten beschworen. Wenn der Betreffende dann nach Hause kommt, findet er auf der Umzäunung seines Hofes einen Leguan (Riesen-eidechse), was die Bestätigung ist, daß der Margai seine Verschreibung angenommen hat. Der Margai wird von nun an über seinem Schützling wachen. Stirbt er aber, so wird kein Mensch nur das Geringste in seiner Hütte anrühren aus Angst vor dem Margai, denn sowohl er wie sein Hab und Gut gehören dem Margai. Die Priester von Bubu kommen und beerdigen ihn, sammeln alles zusammen und verbrennen die Hütte.

Bubu ist darum das reichste Dorf in der ganzen Gegend. Es besitzt Ziegenherden und viele Pferde u.a.m.

Opfert eine Familie, so versammelt das Familienoberhaupt die Männer der Familie, und alle kommen vor den Altar, setzen sich nieder und bewegen die Hände auf dem Boden und sprechen dabei ein Gebet an den Margai. Das Familienoberhaupt nimmt das Huhn und berührt jedes Familienmitglied damit, schneidet dem Tier die Kehle durch und benetzt das Stroh der Margaihütte mit Blut. Er reißt dem Huhn einige Federn aus und klebt sie an das Blut auf dem Altar. Das geopferte Huhn muß immer ein ganz weißes sein. Die Margai verlangen hauptsächlich Blut. Zuweilen wird das Opfer ganz dem Margai dargebracht und manchmal dürfen die Priester und Ältesten das Opfer essen. Den anderen Dangaleat ist jegliches Essen von Hühnern untersagt. Die Ziegen werden auch nur gehalten, um den Margai geopfert zu werden.

Jeder Clan hat seine Margaipriester. Diese bestimmen durch Befragung der Margai auf dem Wege des Orakels und der Medien, wann ein Opfer gebracht werden soll.

Der Margai kann durch Panther, Medien, kochendes Wasser, Steine, Federn, Giftgetränke usw. reden und seine Wünsche offenbaren. Einmal geschah es, daß ein Säugling von einigen Wochen sagte: »Ich bin ein Prophet und will, daß morgen ein Opfer gebracht wird.« Das kam vor in Korbo an einem Freitagabend, als die meisten betrunken waren...

Die Medien bestehen ausschließlich aus Frauen. Sie geraten bei der Befragung des Margai in Trance und geben die Antwort. Die Medien erkennt man schon in sehr jungem Alter. Wenn ein Mädchen bei einer Margaizeremonie ohnmächtig wird, so gilt es als vom Margai besessen und wird dann wieder zu sich kommen, wenn der Margai es verläßt.

Treten Seuchen, Krankheiten oder Mißernten auf, so kann es nur deswegen sein, weil der Margai unzufrieden ist. Ein

Priester befragt ihn dann um die Ursache. Wenn aber das Übel nicht behoben wird und die Plage andauert, so muß weiter gesucht werden. Im äußersten Notfall wird ein großes Fest vorbereitet. Es werden Hirsebier und Hirseschnaps zubereitet, und dann wird stunden-, tage- und nächtelang getanzt und getrunken, bis die Atmosphäre geschaffen ist, worin der Margai sich offenbaren kann. Die Priester verrichten ihre Zeremonien mit Opfer und Gebet an einem Platz abseits des Trinkgelages, und der Tanz geht weiter – im Rhythmus der Trommeln, der Pfeifen und der Schreie der Frauen, in einer Staubwolke, die durch die Tänze aufgewirbelt wird und die Krankheiten noch mehr verbreitet, bis ein Medium plötzlich vom Margai erfaßt und dann geschüttelt wird. Unter Krämpfen fällt die Frau zu Boden. Sie wird dann abseits getragen, wo die Priester auf die Antwort des Margai lauschen, denn sie allein verstehen und deuten sie. Das Medium redet eine den gewöhnlichen Sterblichen unbekannte Sprache. Das Verlangte wird dann ohne Zögern sofort nach den vorgesehenen Riten ausgeführt, worauf man hofft, daß der Margai versöhnt ist und abläßt. Um die Kranken und Sterbenden wird sich derweil kein Mensch kümmern, weil man überzeugt ist, daß, wenn der Margai zufrieden ist, er von dem oder den Kranken abläßt und derselbe gesund wird.

So hatten wir schon Epidemien in Korbo, doch die Kranken kamen nicht, um sich pflegen zu lassen. Sie starben dahin. Kein Medikament kann dem Eingeborenen Hilfe bringen, solange der Margai nicht zufrieden ist. Unwissenheit und Aberglaube fordern Hunderte von Menschen.

Hat man alle Opfer gebracht, die zu bringen waren, und tritt keine Besserung ein, so kann es auch ein Mensch sein, der Schuld trägt an der Strafe, die auf einer Familie, einem Dorf oder einem Land lastet. Dieser Massas wird meistens durch einen Traum entdeckt. Oft sind es auch Menschen, die ein zurückgezogenes Leben führen und die nicht mit den andern bei allem mitmachen. Der Arme wird dann ausgestoßen und irrt von einem Dorf zum andern. Niemand wird ihn aufnehmen, sobald bekannt wird, daß er ein Massas ist, nicht einmal seine Familie. Er kann auch einer Giftprobe unterstellt werden. Stirbt er, so ist er schuldig; wenn nicht, wird er als unschuldig erklärt. Früher wurden alle diese Menschen getötet. Sogar heute noch kommt das in der einsamen Steppe vor.

Vor einigen Jahren wurde in einem Nachbardorf solch ein Mann, der als schuldig galt, nachts vor dem Dorf an einen Baum gebunden. Am anderen Morgen fand man von ihm nur noch einen Arm und zerrissene Kleider, alles andere hatten in der Nacht die Hyänen verzehrt.

Es ist noch nicht lange her, daß ein Mann von Gole von seinen Dorfbewohnern gesteinigt und getötet wurde, weil er schuldig erklärt worden war.

Einmal haben wir einen solchen Mann, der von einem Dorf zum andern gejagt wurde, aufgenommen, haben ihm Unterkunft und Verpflegung gegeben. Nach einigen Tagen kamen die Christen und sagten, sie hätten Angst, nicht für sich, aber für ihre Kinder. Ich konnte sie beruhigen und ihnen versichern, daß, wenn sie gläubig seien, auch ihren Kindern nichts passieren würde. Doch solche Erklärungen sind nicht in einer Stunde erledigt, sondern es vergeht ein Abend (das heißt, 3 bis 4 Stunden).

Bei diesen Auseinandersetzungen kann man erleben, wie wichtig es ist, eine Autorität zu besitzen: das geschriebene Wort. Die Autorität des »Kitab«, des Buches, geht über das Wort eines Menschen.

So kommt es immer wieder vor, daß durch den Aberglauben der Eingeborenen Menschen ihr Leben lassen müssen. Oft sind wir sprachlos vor all dem Tun und Treiben unserer Dangaleat. Zum Glück weiß und sieht man nicht alles, was in so einem Stamm oder Dorf getrieben wird.

Als ich eines Tages gerade dazukam, als die Margaipriester ihre Zeremonie abhielten, fragte mich der oberste Priester, ob ich nicht auch als Margaipriester in ihren Orden eintreten möchte. Das war eine gute Gelegenheit für mich, ein Zeugnis abzulegen und höflich abzulehnen.

Für einen Ethnologen wäre dies eine einmalige Gelegenheit gewesen, die Geheimnisse des Margaikultes kennenzulernen und dieselben zu erforschen. Doch um als Dr. h.c. in diese »wissenschaftlichen« Orden aufgenommen zu werden, muß man das Vertrauen der Priester besitzen, und dies kann nur jemand, der mit den Eingeborenen lebt und Freude und Leid seit Jahren mit ihnen teilt.

Gerade vor der Poliklinik findet jedes Jahr ein Margaifest statt an einem alten Grabstein, der von einer Schlacht zwischen den Leuten von Korbo und von Gole herrührt.

Dieses Fest ist imposant und beeindruckend. Der alte Kriegsschmuck für Mann und Pferd wird hervorgeholt, und alle Männer kommen hoch zu Roß und zu Fuß von Korbo mit Kriegsgeschrei, mit Lanzen, Säbeln und Messern, Trommeln und Pfeifen auf die Poliklinik zu. Es werden dann ein Huhn und Hirsebrei am Grab geopfert, und wie zu jedem Opfer wird getrunken.

Einmal im Jahr findet der Totentag statt. An diesem Tag werden auf den Gräbern Tiere geopfert, und es wird ebenfalls sehr viel Hirsebier getrunken.

Als mir einmal der Sultan der Dangaleat erklärte, daß der Totentag bevorstehe, sagte er: »Nun ist bald das Fest der Toten, dasselbe, das auch ihr feiert.« Er meinte das Fest Allerheiligen!

Afrikanische Krankenpflege

In Korbo amtiert der Schmied als Chirurg. Fast jeden Morgen hält er Sprechstunde und führt Eingriffe durch in seinem Sprechzimmer und Operationssaal, das heißt, im Freien vor seiner Hütte oder, wenn nötig, auch bei den Patienten in deren Hütten oder Höfen.

Fast jeden Morgen werden Säuglinge zu ihm gebracht, und der Schmied reißt dem Kind das Halszäpfchen heraus. Diese Behandlung soll gegen Husten, Bauchweh, Appetitlosigkeit usw. vorbeugen. Viele dieser armen Geschöpfe verbluten und sterben an Aspirationspneumonie. Wie viele Mütter kommen dann schreiend bei uns vorbei, das tote Kind im Ziegenfell auf dem Rücken! Versucht man ihnen zu erklären, daß das Entfernen des Halszäpfchens schuld am Tode ihres Kindes sei, so glauben sie es nicht und sagen: »Der Margai hat es getötet.« Erst die Christen glauben uns und gehen nicht mehr zum Schmied, doch gilt auch hier »keine Regel ohne Ausnahme«. Wir dürfen nie vergessen, daß diese Christen die Prägung ihrer Vorfahren in sich haben und durch dieselbe geistig und seelisch deformiert sind. Es bedarf darum vieler, sehr vieler Geduld mit diesen in ihrer Vergangenheit gefangenen Menschen.

Eingeborene mit Dysenterie gehen zum Schmied, der ihnen den Anus mit einem glühenden Eisen ausbrennt; manche überstehen die Operation, die meisten aber nicht.

Bundi erzählt, daß seine Mutter ihn als Kind zum Schmied brachte, weil er eine Meningitis hatte. Der Schmied brannte ihm mit dem glühenden Eisen die Nase. Seither hat Bundi immer wieder starke Kopfschmerzen.

Die Eingeborenen sind der Ansicht, daß man ihre Schmerzen aufschneiden oder herausbrennen muß, damit die Krankheit einen Weg nach außen findet.

Dies alles täglich zu erleben und zu sehen ist eine große Belastung. Wären unser Dienst und unsere Arbeit nicht für Gott gewesen, wären wir bald wieder heimgekehrt. Wir haben diesen Kampf mit der Finsternis einzig und allein aufgenommen, um Menschen aus derselben zu befreien und sie damit zu einem Leben in Christus zu bringen. Das wäre doch der Weg, der Menschen und Völker zu einer besseren Zukunft führen könnte, insofern sie auf diesem Weg blieben.

Im Lauf der Jahre hat sich die Arbeit für Korbo eingespielt, sowohl auf dem Felde als auch in der Heimat.

Um leben und arbeiten zu können, ist ein gewisser Nachschub an Medikamenten und Lebensmitteln nötig, ebenso an Geld. Doch wir durften erfahren, daß sich immer wieder einzelne und auch Gruppen fanden, die Pakete und Kisten anfertigten und uns zusandten, so daß aus dem Elsaß und Südfrankreich durch Dr. med Weyland aus Valence und Herrn Jean Guiraud aus Nimes und aus der Schweiz vom Bethesda, Basel, durch Schwester Lydia Bertschi und Schwester Marianne Kern im Lauf der Jahre einige Tonnen Material nach Korbo gelangt sind. Unser Dank geht zu all denen, die sich einsetzten und mithalfen, die so wichtige Arbeit des Nachschubs zu sichern. Es wäre uns unmöglich gewesen, vom Land selbst zu leben, da in Fort-Lamy alles bis zu viermal teurer ist als in Europa.

In unserer Zeit legt man ein großes Gewicht auf die Hilfe der nationalen und internationalen Organisationen. Doch scheint es nicht so, daß dabei die Hilfe und Arbeit der Missionare an den Ärmsten in den entlegensten Landesteilen je aufgewogen wird. Nie werden sich Menschen so selbstlos im Dienst am Nächsten einsetzen, wie es Missionare getan haben. Nur sie sind fähig, solche Opfer und Entbehrungen unentgeltlich auf sich zu nehmen, und es sind deren Tausende und Abertausende, die so ihr Leben im Dienst am Evangelium am Nächsten einsetzten und einsetzen und in diesem Einatz auch ihr Leben ließen.

Die Gemeinde

Langsames Wachstum

Nicht nur die Lebensbedingungen sind in diesem Gebiet schwierig, sondern auch der Aufbau einer Gemeinde. Paulus war manchmal nur kurze Zeit an einem Ort, und es entstand eine Gemeinde, doch waren die Vorbedingungen bei diesen Völkern damals andere, als wir sie im Herzen Afrikas heute finden. Es war eine andere Kultur und eine andere Entwicklung da. Die Sprachen waren schon geschrieben, und es war ein großer Literaturschatz vorhanden. Jedoch bei unseren Dangaleat war das Leben noch im Embryozustand. Die so lange Zeit isolierten Stämme haben überhaupt noch nicht realisiert, daß sie sind und in welcher Welt und Zeit sie leben.

Durch die Bekehrung einiger haben Menschen den Lebensrhythmus der Vorfahren unterbrochen, und sie bringen eine neue Lebensweise in das Land. Wird die politisch unsichere Lage ein Wachstum ermöglichen, oder wird es in diesem Land nur einige Auserwählte geben?

Fast 2 000 Jahre brauchte das Evangelium, um bis zu diesen Primitiven zu dringen, und es scheint, als wäre es gerade in extremis noch bis an die letzten Grenzen des Heidentums gedrungen vor dem Aufbrechen der Großmacht des antichristlich geprägten mohammedanischen Reiches. Es sind wirklich die letzten Minuten an der Weltuhr.

Viel Freude macht uns Kongarge, an dem wir die Kraft und Wirkung des Geistes Gottes erkennen und sehen dürfen. Er lebte ja Tag und Nacht mit uns und war wie unser Sohn. Es bedurfte auch da vieler Weisheit, um diese jungen Christen nicht zu entwurzeln und zu verwöhnen. Auch muß man die Augen offen halten, denn viele Eingeborene nützen solch eine Situation aus, um den Missionar zu bestehlen und auszunutzen.

Es müssen sich hier, wie bei jeder Erziehung, Strenge und Liebe paaren. Wir wurden oft von anderen Mitarbeitern und Kollegen kritisiert, weil wir in unserer Erziehung mit den Eingeborenen streng sind und weil wir auch nicht sehr auf eine schnelle Entwicklung ausgehen. Jedes Wachstum muß ein natürliches sein. Alles, was zu schnell und zu leicht — um nicht zu sagen leichtsinnig — getrieben wird, schlägt keine Wurzeln.

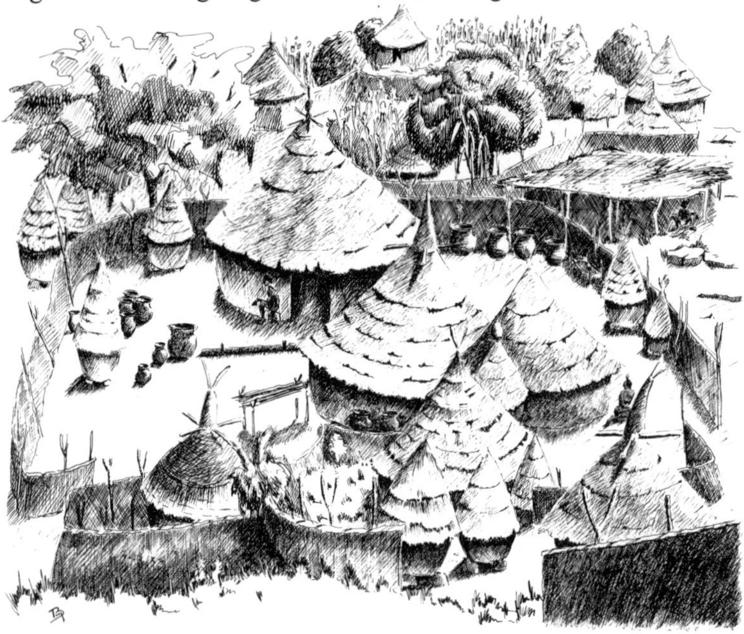

Eine Teilansicht von Salem, dem Dorf der Christen (Federzeichnung: M. Baar)

Die Arbeit mit Kongarge war ein langsames, stetes Hineinwachsen und hat sich bewährt. Er war für uns oft eine Ermutigung. Durch sein Zeugnis in der Arbeit und im Dienst in der Gemeinde ist er in Korbo zu einem Pfeiler geworden und meines Wissens der einzige im ganzen Gebiet, der sich ganz selbstlos dem Dienst und der Arbeit hingibt. Auch hier ist es wie mit allem: je kostbarer, desto seltener.

So dürfen wir mit Paulus etwas davon empfinden, wenn er betreffs der Gemeinde zu Thessalonich sagt: (1. Thess. 2, 19): »Denn wer ist unsere Hoffnung oder Freude oder Krone des Ruhms? Seid nicht auch ihr es vor unserm Herrn Jesus Christus bei seiner Zukunft?«

Wir wissen, daß vor allem Gott die Ehre gebührt, aber wir dürfen auch wissen, daß er sich der Menschen bedient. Um zu einem Resultat zu kommen, müssen beiderseits Bedingungen erfüllt werden, und um diese Bedingungen zu erkennen, bedarf es eines gewissen Fingerspitzengefühls.

Da Kongarge von Anfang an bei uns war und sich der Arbeit sowie dem Geist anpaßte, ist er in die Arbeit hineingewachsen und hat eine Autorität erworben, die nicht von Handauflegung abhängig war, denn durch letztere kann keine Autorität geschaffen, höchstens bestätigt werden.

So brauchten wir keine Ältesten einzusetzen, da sie ganz natürlich und von Gott eingesetzt wurden. Es war nicht nötig, als 1968 die Prüfungszeit herankam, zuerst Älteste zu suchen und zu bestimmen. Alles ging ganz natürlich weiter. Eine Autorität kann nicht von heute auf morgen produziert werden, sie muß einfach dasein und braucht dann nur noch, wenn es sein muß, bestätigt zu werden.

Im Laufe der Jahre entstand neben der Missionsstation ein kleines Dorf, in dem sich die Christen ansiedelten. Eines Tages mußten wir dieser Siedlung einen Namen geben und einen Häuptling wählen.

Wir einigten uns auf den Namen Salem, und die Christen wählten Kongarge als Häuptling von Salem!

Unser Anliegen und Gebet war von Anfang an, daß doch aus unserer Arbeit eine selbständige Gemeinde heranwachsen möge. Doch ist uns, die wir die Eingeborenen kennen und auch die Verhältnisse, aus denen sie kommen, klar, daß solch ein Ergebnis nicht von heute auf morgen zustande kommen kann.

Doch arbeiteten wir daraufhin. Viel Geduld und Ausdauer sind nötig, um zu diesem Ziel zu gelangen, und oft schien es, als ginge unsere Geduld zu Ende. Es dauerte mehrere Jahre, bis wir die erste Frucht vom Stamm der Dangaleat sehen durften. Der erste Dangaleat, der gläubig wurde, war Tcherre. Hier kurz seine Geschichte.

Freitag abends sind die Einwohner von Korbo meist betrunken, und so war es auch an jenem Freitag. Ein Sohn hatte Streit mit seinem Vater, und es kam zu einem Handgemenge mit Messern. Tcherre wollte den Sohn vom Vater trennen und bekam dabei einen Messerstich in den Rücken, der bis zur Lunge drang. Als Tcherre merkte, daß er schwer verwundet war, sagte er zu sich selber: »Wenn ich schon sterben muß, so nicht allein.« Er warf sich auf den streitsüchtigen Mann und versetzte ihm mehrere Messerstiche. Es war etwa 23 Uhr. Da kam Kongarge an unser Wohnhaus und sagte: »Madame, du mußt kommen, die Gole haben gestritten, und es hat vier Verwundete gegeben.« Wir standen auf, zündeten die Petroleumlampen an und machten uns auf den Weg. Welch ein Bild!

Tcherre mit seiner klaffenden Wunde im Rücken, ein anderer mit offener Arterie, aus der das Blut nur so herausspritzte, der dritte mit einigen Messerstichen. Wo war der vierte? Der war so zugerichtet und betrunken, daß er nicht kommen konnte. Liliane fing an zu flicken, und ich ging den vierten mit dem Auto holen. Es ist ein schreckliches Erlebnis, nachts ohne Licht in ein Eingeborenendorf zu fahren und einen Kranken zu suchen bei Menschen, die alle betrunken sind. In solch einem Augenblick sind viel Weisheit und Autorität vonnöten, um zum Ziel zu kommen. In jener Nacht war es um unseren Schlaf geschehen, doch an schlaflose Nächte haben wir uns im Tschad gewöhnt.

Der streitsüchtige Sohn ist nach einigen Tagen seinen Verletzungen erlegen. Daraufhin habe ich alle Männer versammelt und vor dem Toten ihnen unter anderem gesagt, daß dieser Verstorbene so, wie er gelebt hatte, in die Ewigkeit gegangen sei. Er stehe unter dem Zorn Gottes. Wenn sie nicht von ihrem bösen Weg umkehrten, gingen sie ebenfalls verloren.

Gott hat Tcherre, den ersten gläubig gewordenen Dangaleat, das Herz bewegt, und er ging nie mehr nach Korbo; er blieb in Salem bei den Christen, und es dauerte nicht lange, so hat auch er sich dazu entschieden, Christ zu werden. Er trank keinen Tropfen Bier oder sonstigen Alkohol mehr. Er hat sich während vieler Jahre bewährt und gehört heute zu den Ältesten der Gemeinde. Auch seine Frau wurde gläubig.

1957 war das Jahr, in dem Tcherre, der erste Dangaleat, zu der Gemeinde Jesu Christi kam.

Nach und nach folgten noch andere, so daß wir heute zur Ehre Gottes in Korbo eine schöne Gemeinde haben, die wir mit zitterndem Herzen der Gnade unseres Herrn Jesus Christus anbefehlen, wie es Paulus tat.

Bildung, wie und wozu?

Da die Dangaleat noch alle Analphabeten waren, als wir zu ihnen kamen, mußten wir die jungen Christen unterrichten. Jeden Nachmittag gab es mehrere Stunden für Anfänger und Fortgeschrittene, wo sie lesen und schreiben lernten. Es gab Bibelunterricht, Singstunden, auch Strick- und Nähunterricht für die Frauen und die Mädchen.

Die Eingeborenen müssen ungeheuer viel lernen; sie kennen und wissen ja nichts von all dem, was außerhalb ihres eigenen Dorfes oder Stammes geschieht. Alles, was der Weiße ihnen bringt, ist für sie neu.

Es ist normal, daß der Schwarze nicht Hals über Kopf in alles hineinstürzt, was der Weiße ihm sagt und bringt. Es braucht Zeit, bis der Schwarze Vertrauen gewinnt und bis er sieht und erfährt, daß wir ihn nicht ausbeuten wollen, sondern nur sein Bestes suchen.

Ein ehemaliger Soldat, der den Krieg in Europa mitgemacht hatte und dabei die materielle Einstellung unseres »christlichen« Europas und sehr wahrscheinlich nur diese kennengelernt hatte, sagte einmal zu uns: »Ihr werdet ja für eure Arbeit gut bezahlt, sonst würdet ihr sie nicht tun.« Wie weit war er doch von der Wirklichkeit entfernt! Doch nach seiner Auffassung konnte ein Weißer nicht anders arbeiten als für viel Geld, besonders nicht in Afrika. Überhaupt ist das die Überzeugung der Schwarzen, die meinen, die Weißen hätten Kisten voll Geld und diese würden nie leer und füllten sich immer wieder. Wenn ein Missionar durch seine Einstellung zu materiellen Gütern und Geld so handelt, als hätten die Schwarzen recht, muß man sich nicht wundern, wenn seine Angestellten zu stehlen anfangen.

Es ist darum Unsinn, wenn man in diese Länder Geld schickt, ohne den Eingeborenen den Wert des Geldes beizubringen.

In den Augen der Eingeborenen ist der Missionar der Vertreter der weißen Rasse und ihrer Religion, und so wie er sich gibt, wird in der Vorstellung der Eingeborenen die weiße Rasse beurteilt.

Wie wichtig ist es doch, ein richtiges Bild nicht nur des intellektuellen, sondern ganz besonders des arbeitenden Weißen zu vermitteln. Folgende Aussage Bundis zeigt uns die Einstellung der Schwarzen.

Eines Tages, als ich mit einigen Schülern die Entwicklung der antiken Zivilisation im Fruchtbaren Dreieck (Jordanien, Israel, Syrien, Irak) durchnahm und ihnen erklärte, daß die Entwicklung, der Fortschritt und die Zivilisation damit anfingen, daß der Mensch versuchte, sich die Natur untertänig zu machen, und Bewässerungen baute, um das Land fruchtbar zu machen usw., und als ich erklärte, daß die Arbeit das Fundament der Zivilisation sei, sagte Bundi: »Hier sagt man, wenn einer Hosen, Hemd, Hut und eine Sonnenbrille an- und aufhat, sei er zivilisiert.«

Die Not Afrikas ist nun einmal die, daß man das normale Wachstum überspringen will und doch Frucht bekommen möchte. Ein unnatürliches Wachstum kann keine gute und natürliche Frucht bringen. Die Zukunft Afrikas sieht wenig verheißungsvoll aus.

Das Haus wurde am Dach angefangen, während das Fundament noch fehlte.

Bevor man den Schwarzen das gewissenhafte und systematische Arbeiten beigebracht hatte, steckte man sie in Schulen und hat aus ihnen Karikaturen des weißen Mannes gemacht. Nach der Idee des Schwarzen verdient der Weiße Geld einzig und allein, weil er die Schule besucht hat.

Wir dürfen nicht vergessen, daß unsere Wissenschaft und Kultur auf dem Handwerk aufgebaut sind. Sie glauben, das Schlußexamen der Schule sei eine Berechtigung zu einer Pension. Ich möchte nicht das Kind mit dem Bad ausschütten, denn ich weiß, daß die Ausnahme die Regel bestätigt. Von diesen Ausnahmen kenne ich einige — leider zu wenige —, und dies sind wirklich ernste Christen. Doch um ein Land und Volk aus dem Chaos zu retten, braucht es mehr als eine Handvoll gewissenhafter Menschen. Es ist eine Entwicklung nötig, die sich über Generationen erstreckt.

Das Ergebnis des Aufstiegs oder Zerfalls unserer Kultur hängt nicht nur von uns, sondern von unseren Eltern und Ahnen ab. Wir sind nur ein Glied in der Kette, und wir sind nicht nur für unsere Zeit, sondern auch für die Zukunft verantwortlich. Von uns hängt sie ab.

Manchmal habe ich den Eindruck, wir würden im Abendland je länger desto mehr der innerlichen Mentalität der Schwarzen näherkommen. Unsere Kultur trägt schon Merkmale einer gewissen Dekadenz und Degeneration. Es scheint, als hätten wir in Europa schon lange den Höhepunkt erreicht und seien stark am Fallen und gingen dem Chaos entgegen.

Ist nicht die heutige Kunst ein Zeichen dafür, daß unsere Kultur einem Abgrund zueilt? Sind wir nicht in Musik, Malerei und Skulptur dem Niveau unserer primitiven Schwarzen nähergekommen? Oder haben wir es nicht schon überschritten? Wie soll ich einem primitiven Schwarzen die Höhe unserer Kultur erklären, wenn ich ihm ein Jazzstück oder ein modernes Bild vor Ohren und Augen bringe? Vielleicht wird er die moderne Kunst und Musik besser verstehen als ich!

Wohin steuern Afrika und Europa? Das europäische Kulturbarometer fällt sehr stark, das afrikanische scheint nicht zu steigen. Vielleicht werden wir uns auf irgendeiner Ebene bald treffen. Oder stehen wir schon beide auf dem tiefen Niveau?

Unsere Zeit ist durch eine Nivellierung nach unten gekennzeichnet.

Und der Erfolg unserer Bemühungen?

Oft werden wir danach gefragt, was wohl in unserer Arbeit das schwerste sei. Diese Frage ist nicht leicht zu beantworten. Unser ganzer Weg und die ganzen Jahre waren schwer. Andauernd waren Widerwärtigkeiten zu überbrücken. Oft hatten wir den Eindruck, als würden wir richtig ausgezogen. Bei Tag und Nacht mußte man zu allem bereit sein, auf geistlichem und materiellem Gebiet. Es wurde alles von uns verlangt, und es gab nichts, das man anders als positiv hätte beantworten dürfen. Daß der Missionar auch nur ein Mensch mit beschränkten Möglichkeiten ist, daran denkt der Schwarze nicht. Er will auf jede Frage die richtige Antwort bekommen. Ein Versagen stellt den Missionar und seine Arbeit in Frage. Unser Leben gehörte den Schwarzen, und sie machten wirklich reichlich davon Gebrauch. Wie viele Nachmittage und Abende mußte ich opfern, um die verschiedensten Palaver zu regeln. Wollte einer der Christen heiraten, so besprach er es mit dem Missionar; gab es eine Schwierigkeit oder Spannung in der Familie, so mußte auch da wieder der Missionar eingreifen und zu schlichten suchen, um alles wieder in die richtige Bahn zu bringen. Hier ein Beispiel von einem Palaver, ein Auszug aus dem Tagebuch:

»Heute nachmittag hatte ich eine Geschichte zu regeln zwischen zwei Frauen, von denen eine schon 8 Jahre und die andere 7 Jahre Christin ist. Ich selber habe schon 13 Jahre meines Lebens geopfert, um Menschen aus der unbeschreiblichen Finsternis zu reißen, und frage mich heute, ob diese Zeit der Entbehrungen, des Opfers, der Kämpfe, Einsamkeit und Krankheit bis an den Rand des Todes nicht vergeblich war.

Eine der Frauen wollte ein Stück Feld von der anderen haben, um Gemüse zu pflanzen, doch diese hatte abgelehnt.

Im Gespräch mit einer dritten sagte die erste: ›Wenn das Feld nicht bepflanzt wird, werden die Mäuse die Erdnüsse fressen.‹ Das kam natürlich der zweiten Frau zu Ohren. Nachdem dieselbe ihre Erdnüsse gepflanzt hatte und die Ernte vor der Tür stand, kam das Stachelschwein und machte sich hinter die Erdnüsse. Der selbstverständliche Gedanke eines Primitiven ist, daß das ein unnatürlicher Vorgang ist und daß ein Schuldiger dahinter steckt, aber nicht das Stachelschwein, sondern die erste Frau, die schon vor Monaten gesagt hatte, daß die Mäuse die Erdnüsse fressen würden. Diese hat dann das ›böse Auge‹ und das Stachelschwein beauftragt, die Erdnüsse zu fressen.«

Man muß sich schon fragen, was das jahrelange Reden Tag für Tag, Sonntag für Sonntag genützt hat. Hier merkt man, daß wir Gefangene unserer Vergangenheit sind.

Obwohl diese Geschichten kindisch und lächerlich erscheinen, dürfen wir sie nicht als solche behandeln.

Nicht zuzuhören und die Eingeborenen mit ihren Problemen sitzen zu lassen wäre ein Versagen. Nie wieder würden sie mit ihren Problemen kommen, und nie würde man sie kennenlernen und ihnen helfen können.

Ein ehemaliger Kolonialbeamter sagte zu mir, bevor wir ausreisten: »Seien Sie vorsichtig und handeln Sie nie unüberlegt dem Schwarzen gegenüber, ganz besonders ihrem Glauben, den Ahnen und dem Geisterkult gegenüber! Ich erinnere mich, wie ein Missionar den Schwarzen ihre Götzen in seinem Eifer vernichtete; eines schönen Tages wurde er in einem Steppenfeuer verbrannt.«

Auch wir haben es erlebt, daß Missionare den Schwarzen ihre Kultstätten und Gegenstände genommen haben, was für Jahre ihre Arbeit lähmte. Als Adum sich bekehrte, hat er selber ein großes Feuer gemacht und alle seine Amulette verbrannt. So war es richtig.

Es ist nicht unsere Aufgabe, zu zerstören, sondern das Evangelium zu verkündigen; alles andere ist die Arbeit des Geistes Gottes.

Wir dürfen nie etwas von ihren Überzeugungen wegnehmen, bevor wir ihnen neue beigebracht haben.

Denn durch ihren Kult haben die Schwarzen eine gewisse moralische Ordnung, und wenn wir diese zerstören, bevor sie zu Christus gefunden haben, schaden wir ihnen und dem Evangelium.

Es ist doch sonderbar: Unsere Dangaleat sind sehr strenge Anhänger des Margaikultes. Doch wir können uns nicht über Diebstähle beklagen, wie das bei anderen Missionsstationen der Fall ist.

Nur zu oft kommt es vor, daß ein Eingeborener zu schnell Christ wird, dann abfällt und auf diese Weise keinen Halt mehr findet, weder am Geisterkult noch am Evangelium. Solch ein Mensch ist dann ein ganz schlimmes, weil entwurzeltes Element.

Deshalb ist größte Vorsicht geboten. Man darf nicht zu schnell handeln, das heißt, Christen »fabrizieren« und schnell taufen, nur um so schnell wie möglich zu einem zahlenmäßigen Resultat zu kommen und um seinen Aufenthalt vor der Heimat zu rechtfertigen und vielleicht auch, um die Leute zu beeindrucken. Solche Dinge kommen leider in der Missionsarbeit vor.

Ich sagte darum meinen Gläubigen immer wieder: »Es sind mir lieber zwei, die wirklich glauben und danach handeln, als 200, die mitlaufen. Gott kann durch zwei mehr tun, wenn sie wirklich glauben, als durch 200 Mitläufer.«

Es wurde uns schon vorgeworfen, daß wir nicht schnell genug taufen. Offen gestanden, habe ich mich nicht dazu berufen gefühlt. Es werden in Korbo nur solche getauft, die sich bewähren und die von den Ältesten als dazu reif erklärt werden. Ein Jesuit fragte uns einmal, wieviel Leute wir zum Weihnachtsfest gehabt hätten. Wir antworteten: »Etwa 150.« Da sagte er: »Wir hatten etwa 300 Leute. Wir verteilten Hirsebier und organisierten den Tanz.« Aber am Schluß sagte er: »Ja, ich weiß, daß ihr nicht die Quantität, sondern die Qualität sucht.«

Elsässer in Zentralafrika

Die Menschen wollen oft schneller arbeiten als Gott. Nun bin ich von meiner Antwort auf die Frage, was uns am schwersten fiel, abgewichen. Wenn man zu schreiben anfängt, kommt einem so manches wieder in den Sinn, und manches wickelt sich wie ein Film vor mir ab.

Was zum schwersten Erleben gehörte — wir waren ja zu zweit, Liliane und ich, doch trotzdem —, war die Verantwortung und dazu die schreckliche Einsamkeit. Einsam sein in allen Entscheidungen und auch einsam überhaupt, abgeschnitten von der Gemeinschaft mit Gleichgesinnten und von einer

Welt, in der wir aufgewachsen und verwurzelt sind, in einen Boden verpflanzt, aus dem zum Leben wenig, sehr wenig zu ziehen ist. Es bleibt also nur das, was wir in uns tragen, wovon wir zehren, und nur das, was wir täglich aufnehmen durch Beten und Stille über dem Wort Gottes.

Die Klaustrophobie ist eine neue Schwierigkeit, mit der sich der moderne Astronaut auseinanderzusetzen hat und auf die hin er geschult wird. Er soll sich ja vielleicht wochenlang allein im All bewegen. Dieser Bedrohung mußte schon mancher Missionar standhalten, und mancher wurde damit nicht fertig und konnte deshalb nicht mehr auf seinem einsamen Posten bleiben.

Daß der Missionar, der sich jahrelang allein auf seinem Posten befand, ein wenig sonderbar wurde, ist nicht zu verwundern. Es gibt Missionare, die die Verbindung mit dem Hinterland zu radikal abgeschnitten und die in dem fremden Land zu tief Wurzeln geschlagen haben; diese finden sich fast nicht mehr zurecht, wenn sie aus Gesundheits- oder anderen Gründen nach Europa zurückkommen müssen.

Für uns, muß ich sagen, war die Umstellung auf Europa nie sehr schwer, weil wir immer einen regen Briefwechsel mit der Heimat hatten und versuchten, uns durch Lesen von Schriften immer über das, was in der Welt vor sich ging, auf dem laufenden zu halten. Wer dies nicht tut, wird nirgends heimisch werden, sei es in Afrika, wo er in einer Welt lebt, die ihm sowieso fremd bleiben wird, sei es in Europa, wo er keine Bindungen mehr hat. Vielen Dank den Freunden, die für uns Zeitungen und Zeitschriften abonniert haben.

Diese wurzellose Verpflanzung macht manchmal das Fruchttragen unmöglich. Auch ein Baum, der oft verpflanzt wird, kann schwerlich viele und gute Früchte bringen.

In der Regenzeit waren wir völlig isoliert. Da konnten wir uns per Auto keine 3 km von der Station entfernen. Wir waren wie auf einer Insel, allein in einer anderen Welt. Sehr selten hörte man das Tamtam, denn die Schwarzen waren auf ihren Feldern beschäftigt. Höchstens mit dem Pferd oder zu Fuß konnte man sich von einem Ort zum anderen begeben. Auch dies ist sehr mühsam bei viel Schlamm und Wasser. Stellenweise sinkt dann das Pferd bis zum Bauch ein, und es ist nicht einfach, die verängstigten Tiere wieder auf festen Boden zu bringen. Auch durch die viel Wasser führenden Flußbetten wurden wir oft tagelang aufgehalten.

Wir waren allein mit der Natur und mit den Naturmenschen, allein inmitten einer Stille, die tagsüber nur vom Gesang der Vögel, vom Geschrei einer durchziehenden Pavianfamilie oder gegen Abend vom Gebrüll der Panther gestört wurde; nachts allein inmitten einer Stille, in der man nur das Gequake und Schrillen der Metallfrösche, Kröten und Grillen, das Schreien der Hyänen und hin und wieder das Gebrüll eines Löwen in der Nähe, das Gesumm der Tausende und Abertausende von Moskitos, die ihr Gift von einem zum andern tragen, hörte.

In Korbo gibt es wenig Abwechslung. Auf Reisen gingen wir auch während der Trockenzeit sehr selten der schlechten Straßen wegen, die einem die Freude am Reisen nehmen. Und wohin soll man auch gehen? Überall ist es gleich heiß, bis zu 42° im Schatten. Im Auto hatten wir tagsüber oft bis zu 55°. Wer einmal solch eine Reise von Fort-Lamy nach Korbo erlebt hat, wird sie nie mehr vergessen. Eine große Belastung sind diese Straßen für die Wirbelsäulen; sowohl Liliane wie auch ich hatten sehr unter dem Rütteln und Schütteln zu leiden, so daß wir uns jedesmal zum Reisen aufraffen mußten, und wir haben es vermieden, wenn es irgend möglich war.

Doch damals konnten wir ohne Furcht in den Dörfern übernachten, was heute, nach Jahren der Unabhängigkeit, nicht mehr ratsam ist.

Eine große Freude und Abwechslung war die Post. In der Trockenzeit konnten wir sie jede Woche in Mongo, 55 km von Korbo weg, abholen. In der Regenzeit schickten wir einen Schwarzen zu Fuß oder mit dem Pferd oder einem Ochsen nach Mongo auf das Postbüro. Der Träger war dann, wenn alles gut ging, 3 Tage und noch mehr unterwegs, besonders wenn er durch ein volles Flußbett aufgehalten wurde.

Die ersten Jahre waren sehr ausgefüllt, so daß sie uns nicht erlaubten, Ferien zu nehmen. Erst nach 12 Jahren durften wir einmal die schönen Tierreservate von Zakuma mit ihren vielen Tieren besuchen. Zakuma war das erste von vier Reservaten die im Tschad mit viel Liebe und Mühe von Herrn und Frau Anna aufgebaut wurden.

Wir machten dabei eine schöne Beute an Filmen und Fotos, die wir nach Hause brachten, ein schönes Andenken aus einer Welt, die vielleicht bald verschwinden wird.

Was man zum Schwersten zählen kann, ist die Hitze und die dadurch entstehenden Plagen. Wir wohnen wie die Eingeborenen inmitten von Bergen und Felsen. Den ganzen Tag brennt die Sonne erbarmungslos auf die Felsen. Diese speichern die Hitze und lassen sie in der Nacht wieder frei, so daß es nur wenig abkühlt; abends haben wir in den Häusern um 21 Uhr noch 39° bis 42° Hitze. Es ist unmöglich, im Haus zu schlafen, deshalb haben wir während der Trockenzeit unsere Himmelbetten im Freien unter dem klaren und schönen Sternenhimmel stehen. Von Dezember bis März erleben wir heftige, heiße Wüstenstürme, die einen sehr angreifen. Sie bringen uns auch feinen Sandregen. Während dieser Stürme ist es unmöglich, eine Nacht durchzuschlafen. Dies alles ist für das Nervensystem eine große Belastung, überhaupt für den ganzen Organismus. Man muß sich wundern, wie man all dies aushält. Nach diesen Stürmen sind die Betten voll Staub und Schmutz. Er dringt sogar in die Häuser und Schränke, zumal wir keine Fenster haben. Der Tropenarzt sagte, unter diesen Bedingungen sollte man nicht länger als ein Jahr hierbleiben...

Bis zu Lilianes schwerer Erkrankung konnten wir uns drei Jahre hintereinander dort aufhalten. Diese Wochen und Monate der Krankheit waren eine schwere Zeit. Wir haben sehr bange Tage und Stunden erlebt. Auch waren wir in dieser Prüfung ohne menschliche Hilfe, und es war nicht einfach, in diesen ungewissen Tagen eine Entscheidung zu treffen. Die Krankheit wollte einfach nicht weichen, und Liliane wurde immer schwächer und schwächer. So blieb uns nichts anderes übrig, als sie nach Europa zu schicken.

In Basel fand der Tropenarzt Dr. Fernet bald die Erreger, und Dr. Hatt konnte die Behandlung beginnen. Liliane schwebte einige Wochen zwischen Leben und Tod. Alle, die sie während dieser Zeit gesehen haben, sagen, es sei ein Wunder, daß sie noch lebe.

Wir sind den Ärzten, dem Bethesda-Krankenhaus in Basel und den Freunden viel Dank schuldig für ihre Hilfe und ihr Mittragen während dieser Prüfungszeit. Wir durften erfahren, daß es eine Gemeinschaft der Leiden, aber auch eine Gemeinschaft der Kinder Gottes gibt.

Liliane war auf 42 Kilogramm abgemagert, konnte sich dann aber wieder erholen. Doch von der schweren Krankheit blieb ein Schaden zurück. Das Tropeninstitut Tübingen hat sie als tropenuntauglich erklärt. Doch durften wir es im Blick auf die vergangene Durchhilfe trotzdem wieder wagen, nach Korbo zu gehen, mußten aber die Aufenthalte auf kürzere Zeit beschränken, was für uns beide besser war. Nachdem wir nun an Kongarge eine treue Hilfe haben, können wir für kürzere Zeit die Arbeit ohne Bedenken seinen Händen anvertrauen.

Wegen der politischen Unruhen wurden wir dann von der Regierung aufgefordert, Korbo zu verlassen. Ohne weiteres übernimmt Kongarge die Verantwortung. Wir schicken ihm die nötigen Mittel, Medikamente, Verbandmaterial und Geld und können beruhigt sein: es wird alles in der Verantwortung vor Gott gebraucht.

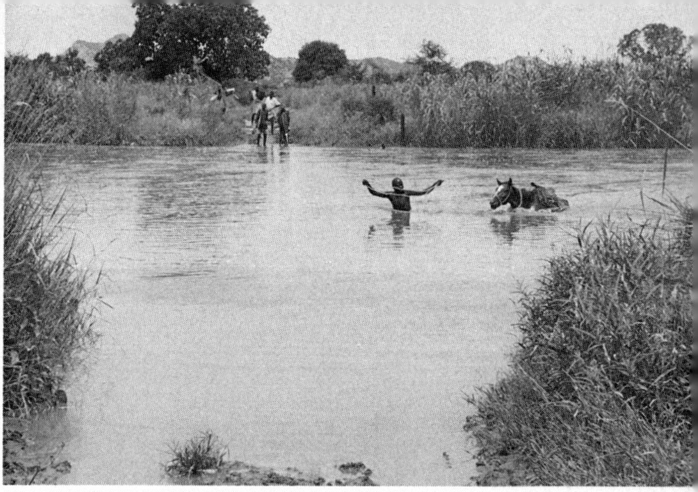

berqueren eines Flus-
es in der Regenzeit
nit der Post
siehe Seite 98)

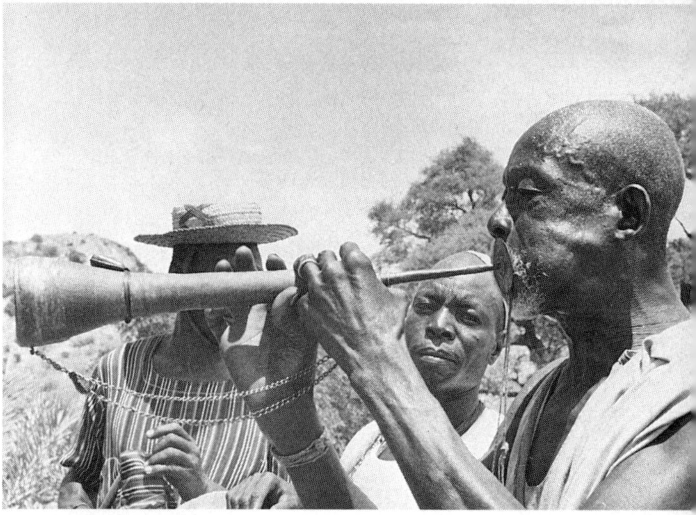

in Margai-Fest
siehe Seite 83)

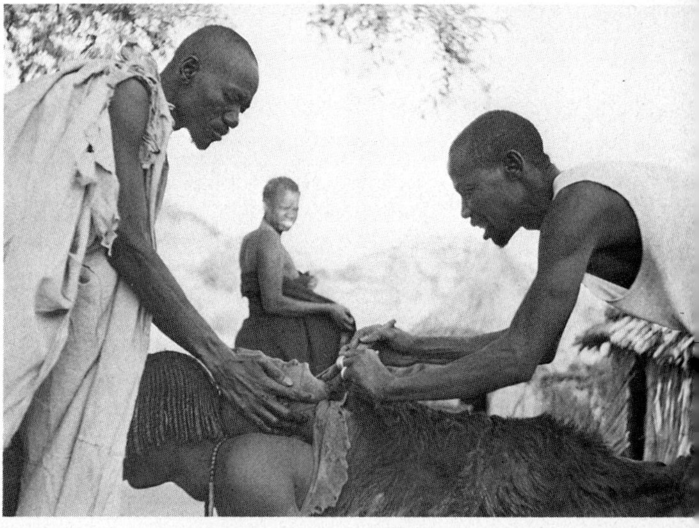

er Dorfschmied reißt
nem Kind das Hals-
ipfchen heraus
iehe Seite 85)

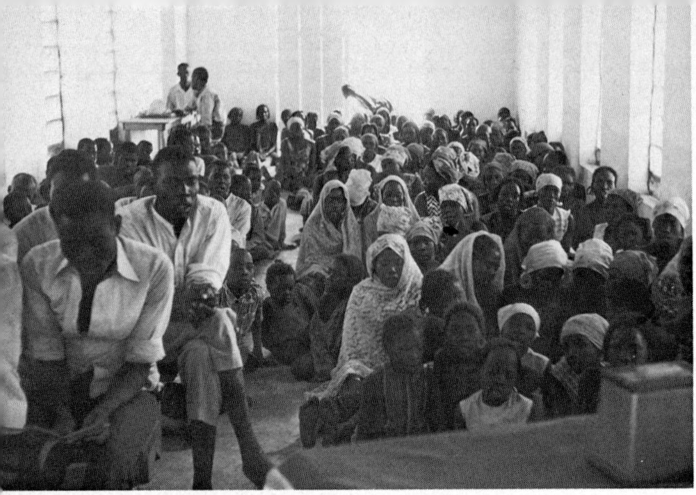

Sonntagmorgen in der Kapelle
(siehe Seite 87)

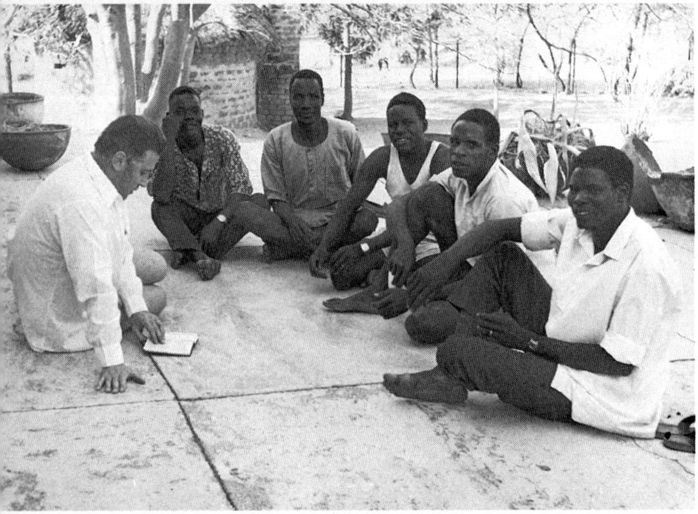

Marius in einer Besprechung mit den Ältesten der Gemeinde von Korbo
(siehe Seite 94)

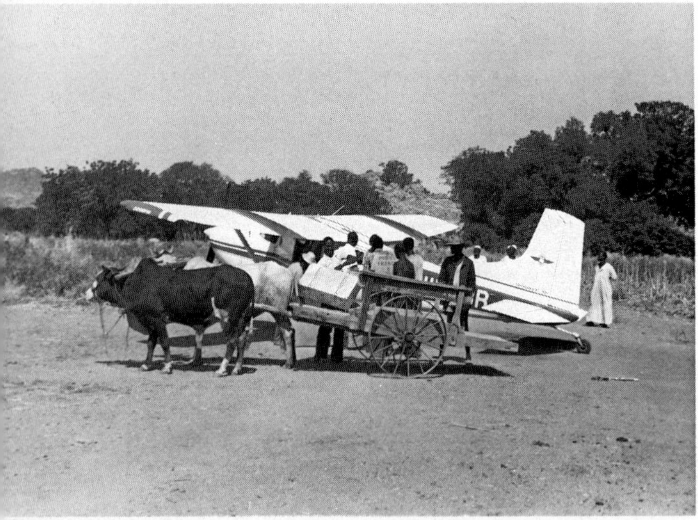

Flugzeug der MAF mit Ochsengespann von Kongarge zum Gepäck Transport
(siehe Seite 103)

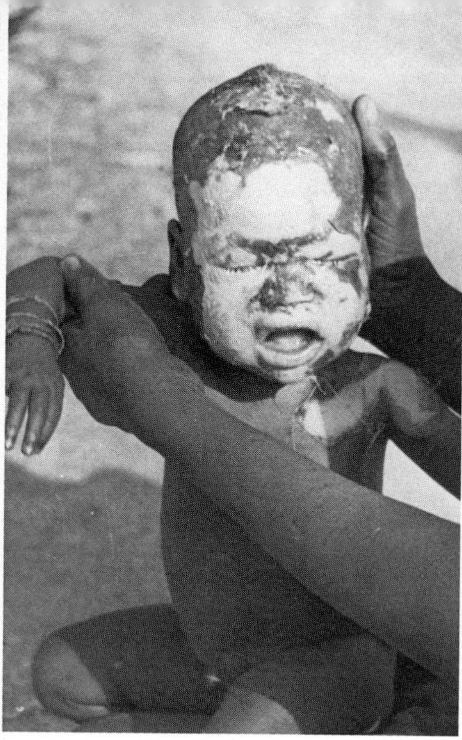

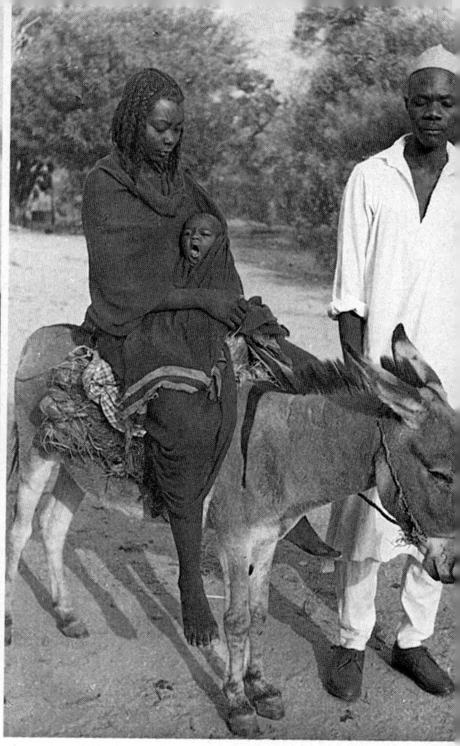

Links oben:
Kind mit Verbrennung
(siehe Seite 116)

Rechts oben:
Die Patienten kommen zur Poliklinik mit
Esel, Ochsen, Pferd oder Kamel
(siehe Seite 115)

Rechts unten:
Tropisches Geschwür
(siehe Seite 160)

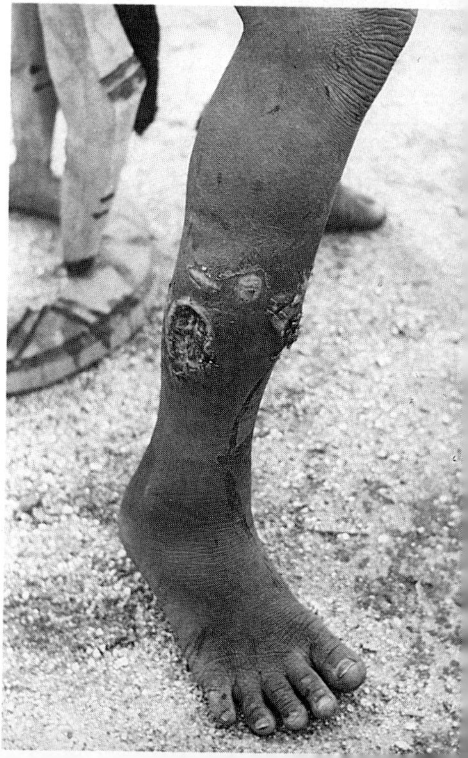

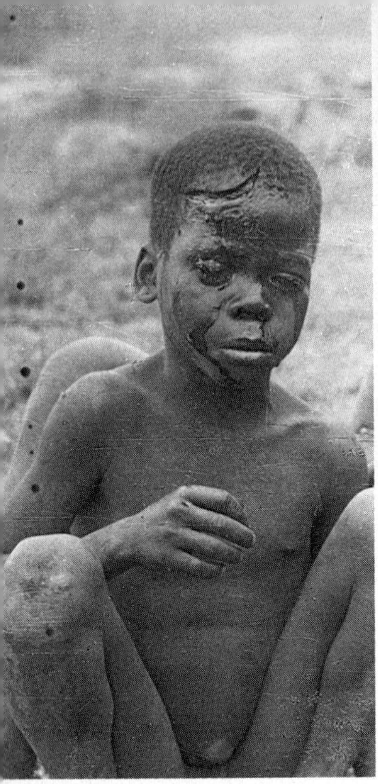

Die Folgen eines Pferdetritts
(siehe Seite 113)

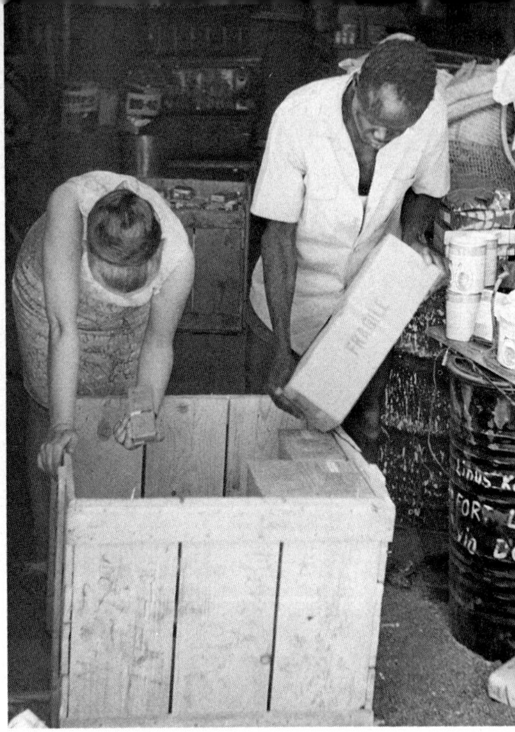

Die angekommenen Kisten und Fässer werden mit Koro ausgepackt
(siehe Seite 142)

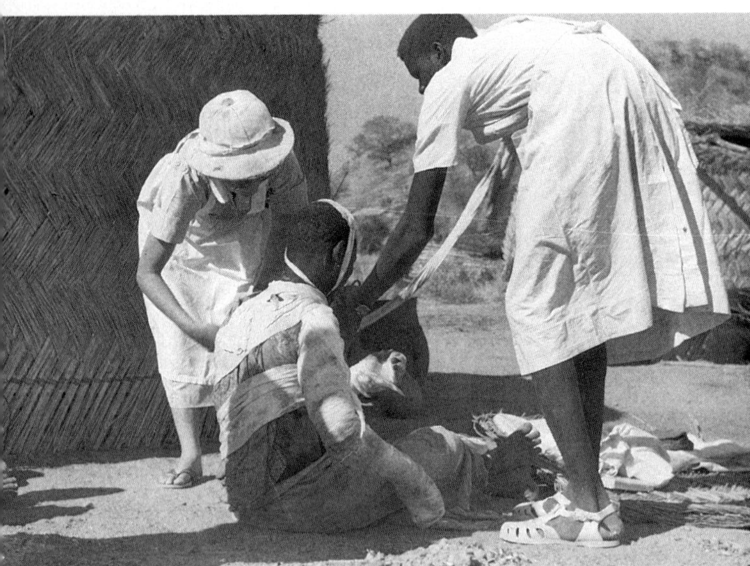

Pflege eines Schwerverbrannten zusammen mit Kongarge
(siehe Seite 116)

Dunkle Wolken

Acht Jahre nach der Proklamation der Unabhängigkeit ziehen immer mehr dunkle Wolken am politischen Himmel des Tschad herauf.

Von Tag zu Tag nehmen die Überfälle auf Dörfer, Autos und Lastwagen zu. Es wird oft sinnlos geraubt und gemordet, und die Regierung ist dem Treiben dieser Banditen und Rebellen gegenüber machtlos. Der Zerfall hat einen gefährlichen Grad erreicht. Fast jeden Tag erhalten wir Kunde davon, daß Dörfer überfallen und angezündet wurden, wobei Menschen umkamen.

Ungefähr alle sechs Wochen besuchte uns in den letzten Jahren ein amerikanischer Missionsarzt, Dr. Seymour, um uns zu beraten und in schwierigen Fällen zu helfen. Weil Amerika im Sechstagekrieg auf Israels Seite gestanden hatte, suchten Rebellen den Arzt auch in unserer Gegend zu töten. Sie überfielen Nachbarstationen und fragten nach ihm. Glücklicherweise gelang ihnen ihr Vorhaben nicht.

Bis in die tiefste Steppe dringt der Kampf zwischen Islam und Israel, zwischen Licht und Finsternis. Die Rebellen, die auf der Suche nach dem Arzt zwei Nachbarstationen überfielen, drohten die Missionare zu töten, falls sie diese bei ihrem nächsten Besuch noch antreffen sollten. Sie durchsuchten die Häuser, raubten vieles, beschädigten die Autos. Auf einer katholischen Station waren Priester sogar verwundet und geschlagen worden.

Die Missionare der Nachbarstationen — J. P. Bori, J. P. Cretegny, Danie Gounon und Christiane Bouttet —, von der erlebten Angst erschüttert, machten sich auf, um zu uns zu kommen. Sie hatten nächtelang nicht geschlafen. Auch in Korbo haben wir jede Nacht auf den Besuch der Rebellen gewartet und hatten dadurch schlaflose Nächte. Bei jedem Geräusch dachten wir: »Jetzt kommen sie.« Jeden Abend versteckten wir die wertvollen Sachen, um sie vor ihren Händen in Sicherheit zu bringen. Und jeden Morgen hörten wir von neuen Raubüberfällen, Vernichtung und Mord. Es wurde zum täglichen Gespräch.

Im Hinblick auf diese Ungewißheit trafen wir mit den Gläubigen, besonders mit Kongarge, Vorkehrungen für den Fall, daß wir fort müßten. Wir übergaben ihm die Verantwortung. Wir ließen eine große Summe Geld zurück und rieten Kongarge, die Kasse in der Hütte zu vergraben und niemand etwas zu sagen. Wir versprachen den Gläubigen, auch wenn wir nicht mehr da wären, würden wir unser Möglichstes tun, um ihnen zu helfen und Korbo nicht zu vergessen. Ohne die Hilfe von außen ist es unmöglich, daß die Arbeit in einem so armen Land allein weiterbesteht.

Mit den Missionaren der Nachbarstation Mukulu verließen wir Korbo, um nach Mongo zu fahren. Die Straße war sehr schlecht. Es gab stellenweise viel Schlamm, und in den Flußbetten strömte das Wasser.

Das Übersetzen über das Flußbett des Adugul mit den Autos war sehr mühsam. Es war ein Wunder, daß alles ohne Schaden zu nehmen vor sich ging. Wir beauftragten die Missionare, in Mongo ein Flugzeug der MAF zu bestellen. Unsere freiwillige Hilfe, eine Schweizer Krankenschwester, Schwester Rosemarie Zimmermann, sollte aus diesem Hexenkessel heraus nach Hause geschickt werden. Sie war auf ein Jahr nach Korbo gekommen, und es sollte ihr nicht dasselbe zustoßen wie einer französischen Krankenpflegerin. Diese war von Rebellen Hunderte von Kilometern durch die Steppe geschleppt worden, nachdem die Rebellen einen uns bekannten französischen Arzt und einen Tierarzt ermordet hatten.

Wir kehrten noch einmal nach Korbo zurück und waren die letzten Missionare auf der Station in dieser Steppe, auf eigene Gefahr.

Am nächsten Tag, um 17 Uhr, stand eine schwarze Wand vor uns, und ein Tornado kam auf Korbo zu. Zu gleicher Zeit bekamen wir vom Sous-Préfet in Bitkine den Befehl, Korbo sofort zu verlassen und nicht einmal die Nacht noch dort zu verbringen. Auch befahl er uns, wir dürften das Flugzeug nicht mehr landen lassen. Es war ein Unsinn, solche Befehle zu erteilen, doch noch viel unsinniger wäre es gewesen, sie zu befolgen. Um 18 Uhr wird es ja Nacht, und wir wären irgendwo in dem Tornado steckengeblieben und hätten die Nacht im Freien verbringen müssen, in Wasser und Schlamm, da doch die Straßen von Rebellen verseucht waren. Wir hatten zudem ja nichts gepackt, taten das nun während der halben Nacht und gaben Anordnungen an Kongarge und die Christen.

Am nächsten Tag kam das Flugzeug der MAF und überflog die Station, bis der Pilot mich gesehen und ich ihm ein Zeichen gegeben hatte. Dann erst landete es auf dem 3 km entfernten Flugplatz, und wir flogen mit einem Minimum an Gepäck nach Fort-Lamy.

In der Geschichte unserer Mission war dies gewiß einer der dunkelsten Tage, denn wir ließen die Arbeit von 17 Jahren im Ungewissen zurück: geistliche Kinder, deren Geburt wir nicht ohne Wehen erlebt hatten, um die wir gekämpft hatten, um sie der Nacht der Finsternis, dem Aberglauben und der Zauberei zu entreißen. Sie waren noch sehr jung und fast zu schwach, um allein zu stehen.

Auch die Gläubigen waren sehr betrübt. Ihre Zukunft lag finster vor ihnen, noch ungewisser als die unsrige. Was wird ihnen die Zukunft bringen? Wie werden sie diese Prüfung bestehen? Wird ihr Glaube standhalten?

Welche Zukunft?

Da unser Gebiet als Puffer zwischen dem islamischen Norden und dem Schwarzen Afrika liegt, spielen diese Kämpfe sich gerade dort ab. Die Araber wollen dieses Gebiet für sich beanspruchen.

Wird der Islam wirklich diesen glimmenden Docht und das geknickte Rohr völlig vernichten? Ist die Gnadenzeit für die Hadjarai zu Ende? Dann ist sie es auch bald für uns.

Im April 1969 kamen die Rebellen nach Korbo. Es war eines der letzten Dörfer, das von diesen Soldaten Mohammeds noch nicht verbrannt worden war. Diese Regenzeit kam ihnen zum Rauben und zum Töten gerade recht. Nachts um 2 Uhr überfielen die Banditen das Viertel des Sultans, zündeten es an und töteten sechs Personen. Die Gläubigen hörten die Schüsse und flohen auf den Berg. Bundi blieb hinter unserem Haus und beobachtete alles aus nächster Nähe.

Die Vandalen gingen zur Poliklinik, schlugen die Türen ein und stahlen Medikamente, von deren Gebrauch sie keine Ahnung hatten, zerstörten alles, brachten Stroh in die Räume und zündeten es an. Alles verbrannte, alles, was durch viele Jahre an Instrumenten, Geräten und Medikamenten zusammengetragen war. Die Hitze war so groß, daß das Wellblech auf dem Dach wie Wachs zerschmolz. Daraufhin gingen die Träger der »edlen Kultur« nach Salem, raubten dort und steckten das Dorf der Gläubigen in Brand, so daß die Armen, die doch schon so wenig haben, überhaupt nichts mehr besaßen. Sogar Pferde, Hühner und Ziegen kamen im Feuer um. Kongarge und Bundi wurden ihre Ochsen gestohlen.

Überall, wo diese Räuber vorbeikommen, stehlen sie alles, was ihnen unter die Finger kommt, auch Pferde und Kühe, und töten jeden, der sich zur Wehr setzt. Ist es doch ein Befehl des Heiligen Propheten Allahs, wie er im Koran steht.

Die Bevölkerung hat keine Waffen und kann sich diesen Rebellen gegenüber nicht zur Wehr setzen. Der Regierung stehen keine Ordnungskräfte zur Verfügung, auf die sie sich verlassen könnte. Es herrscht kein Vertrauen mehr. Das ganze Gebiet geht einer Katastrophe entgegen, da durch die Brände auch die Hirsevorräte, die einzige Nahrung der Schwarzen, vernichtet werden...

Als die Rebellen die Poliklinik in Brand gesteckt hatten, ließen sie einen sehr geistreichen Brief zurück, worin sie sagten, sie seien gute Tschadbürger, die nur das Wohl ihrer Brüder suchten.

Es stimmt schon, daß alles relativ ist, denn unter Wohl verstehen diese Anhänger Mohammeds Vernichtung aller, die sich dem Islam nicht unterstellen. »Wenn ihr im Krieg mit den Ungläubigen zusammentrefft, dann schlagt ihnen die Köpfe ab, bis ihr eine große Niederlage unter ihnen angerichtet habt...« (Koran, Sure 47,5). Sie glauben, damit Gott einen Dienst zu tun, ebenso ihren Brüdern, indem sie sie von ihrer unwürdigen Lebensweise ohne Mohammed befreien! Denn was ist das Leben eines Kirdis oder Kaffers in den Augen des Moslems wert? Beim Überfall der Nachbarstation wurde den Christen von den Rebellen gesagt, es würde keine Christen mehr geben, wenn sie die Macht in der Hand hätten, nur noch Moslems.

1972 wurde die Station zum zweitenmal von Rebellen überfallen, die Poliklinik beraubt und zerstört und das Dorf unserer Christen verbrannt. Einer der Christen erhielt eine Schußwunde, als er sein krankes Kind aus der brennenden Hütte holte.

Und doch halten die Christen treu durch, und oft stellt sich uns die Frage: Wie würden wir reagieren?

Das Reformationslied »Eine feste Burg ist unser Gott« hat Luther geschrieben, als der Islam damals vor den Toren Europas stand und man fürchtete, das Christentum würde das gleiche Los treffen wie die blühenden Gemeinden Nordafrikas. Was wäre geschehen, wenn der Islam damals die Hand über Europa ausgestreckt hätte? Gewiß würden auch wir heute zu den unterentwickelten Ländern gehören und wären in einem Sumpf von Lüge untergegangen. Wieviel Dank schulden wir denen, die sich einsetzten...? Sollten wir nicht ganz neu das Christentum, ich meine damit das volle Evangelium, ernst nehmen und eine neue Reformation auch in unserer Zeit und in unseren Gemeinden und Kirchen anstreben? Wenn wir kein Erwachen erleben, werden wir einer großen Katastrophe entgegengehen. Der altböse Feind wird über uns den Triumph davontragen. Wie wird dann eine Welt, die sich von Gott abgewandt hat, in ein paar Jahren aussehen? Wir können uns das nicht ausmalen. Eine solche Welt muß den Zorn Gottes auf sich herabziehen. Nicht Gott ist schuld an dem Gericht, das vor uns steht, sondern der Mensch.

Es ist ein geistliches Gesetz, daß eine Welt, die sich von

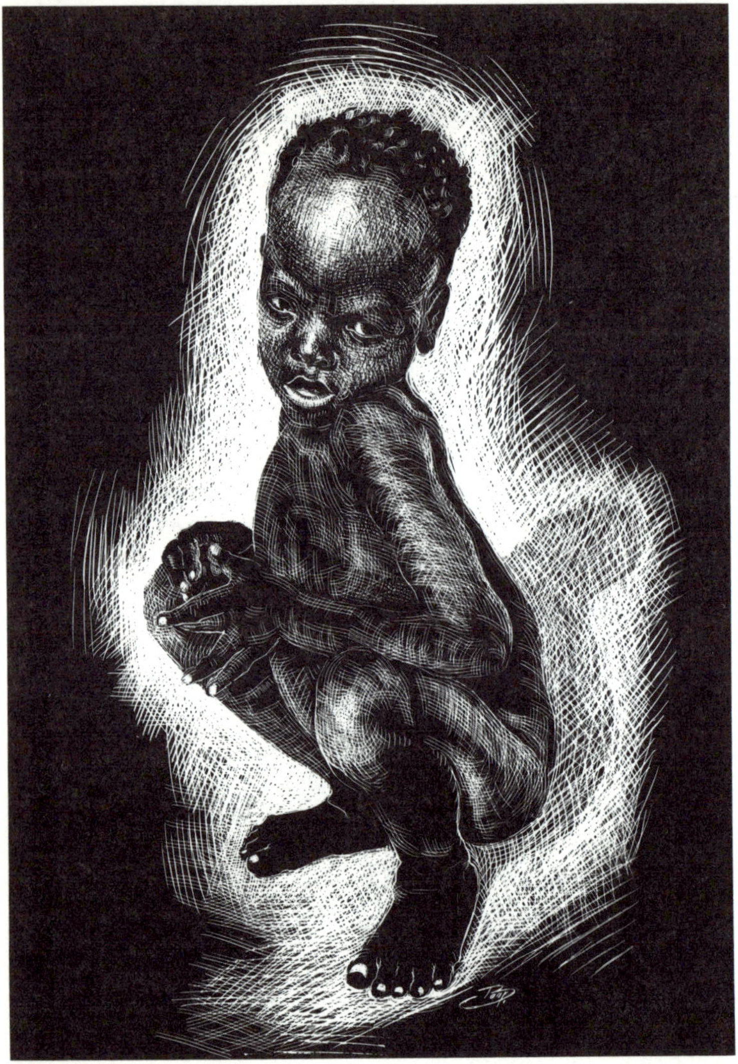

Héléne Bundi aus Salem, geboren in der Poliklinik von Korbo (Zeichnung: M. Baar)

Gott entfernt, dem Chaos entgegengeht. Dies gilt für unser persönliches Leben sowohl als auch für Völker und für die ganze Welt.

Während die Welt Wissenschaft und Technik benützt, um ihre Zerstörung vorzubereiten, und während sie mehr und mehr in den Schlamm der Ungewißheit und Hoffnungs- und Ratlosigkeit versinkt, dürfen wir unsere Häupter erheben, denn wir wissen, daß unsere Erlösung naht. Diese Botschaft durfte ich bei jedem neuen Aufenthalt den Christen vom Gera sagen!

Es ist uns noch eine Gnadenzeit des gütigen Gottes geschenkt, denn er will nicht den Tod des Sünders, sondern daß er sich bekehre und lebe. Diese Verlängerung der Gnadenzeit ist für uns noch eine Gelegenheit zu wirken — auch für Korbo zu wirken — für diese Ärmsten, bis er kommt.

Siehe ich komme bald und mein Lohn mit mir.

(Offb. 22, 12)

Teil II

Wie meine Frau den Tschad erlebte

Aus dem Tagebuch von Liliane Baar-Schmitt

Den Blick auf den gerichtet, der gerufen hat, ziehe ich getrost in das Zentrum des Tschads. Am 16.1.1953 ist endlich die letzte von 18 großen Kisten gepackt... Ich bin froh und atme auf, denn an alle Kleinigkeiten muß man denken, um einsam in der Steppe eine Arbeit zu beginnen. Auch für die Poliklinik darf nichts fehlen, vom Mikroskop zum Nadelhalter bis zur Sicherheitsnadel... (Wie bereits oben erwähnt, ist Frau Baar Krankenschwester und will als solche arbeiten).

21.01.1953: 14 Uhr 30 endgültiger Abschied von zu Hause, von all meinen Lieben. Es ist schwer.

»Ja, wer mir nachfolgen will, verleugne sich selbst...« Meine Eltern schreiben in mein Tagebuch:

»So falle denn an jedem Tag ein Strahl des Lichtes auf den Weg durchs Erdental und mache Deine Seele stark und heiter. Dem Ziel entgegen schreite mutig weiter! Er, der das gute Werk in Dir begann, führt zur Vollendung siegreich Dich hinan.«

31.01.1953: Um 15 Uhr schiffen wir uns in Marseille ein. Es herrscht ein reges Durcheinander am Hafen, ich habe das Gefühl, in einer Kaffeemühle zu sein.

16 Uhr 30 werden die Seile gelöst. Ein kleines Boot schleppt uns langsam aus dem Hafen. – Etwas Neues beginnt... Langsam mache ich Bekanntschaft mit Afrika, einer anderen Welt, anderen Menschen. – Es wird von Tag zu Tag wärmer.

16.02.1953: Gut in Duala angekommen, wo wir auf der Pariser Mission wohnen und von M. et Mme Helmlinger lieb aufgenommen werden.

17.02.1953: Kisten, Jeep und Anhänger werden ausgeladen. Am Zoll mache ich Bekanntschaft mit einem richtigen, dummen, schwarzen Dickkopf! Ich sage ihm gleich meine Meinung.
Es werden einem keine Steine aus dem Weg geräumt in Afrika, ganz im Gegenteil.

19.02.1953: Ein Schwarzer von der Mission kommt auf uns zu, schüttelt uns freudestrahlend die Hand und sagt zu Marius: *»Monsieur, du hast ja ein Kind geheiratet, während du ein Mann bist!«*

09.03.1953 In Fort-Lamy:
Schon lange schrieb ich nichts mehr in mein Tagebuch, doch die Reise war so mühsam und schwer, daß mir alle Schreiblust verging. Immer wieder spuckte der alte Militärjeep. Der Anhänger war sicher auch zu schwer geladen. In Kamerun gibt es viele Berge, und jedesmal mußte ich unten am Berg die Keile unter die Jeepräder schieben. Dann fuhr Marius an, ich löste die Keile und sah den Jeep mit dem Anhänger davonfahren. Ganz oben hielt dann Marius an, und ich, die Keile in der Hand, erklomm unter glühender Sonne den Hügel. Zweimal wurde ich von all den Strapazen ohnmächtig. Nicht jeder kann sagen, er habe die Hügel Kameruns zu Fuß bezwungen!

13.03.1953: Unsere Kisten sind angekommen! Nicht nur diese: auch General De Gaulle besucht Fort-Lamy. Ein gewaltiges Fest. Sämtliche Sultane aus der ganzen Umgebung sind hier mit ihrem Gefolge. Mindestens 1 000 Araberpferde, prächtig geschmückt, ziehen vorbei — ein herrliches Bild!

16.03.1953: Des Morgens in aller Frühe verlassen wir Fort-Lamy in Richtung Bitkine. Die Straße wird immer schlechter und die Hitze unerträglicher. Gegen Mittag wird es im Jeep so heiß, daß alles nur noch an einem klebt. Wir sind müde und schlapp und voller Staub. Wir übernachten in den von den Franzosen gebauten

Campements. Einfache Hütten mit Strohdächern. Alles muß man bei sich haben: Feldbetten, Kochgeschirr, Wasser usw... Todmüde sinke ich aufs Feldbett. Mein Kopf schmerzt. Alles dreht sich um mich herum. Marius ist tapferer und kocht noch eine Suppe. Dann zündet er die kleine Petroleumlampe an. Es ist tiefe, dunkle Nacht, nirgends ein Licht. In der Ferne hört man das Tamtam. Wir schlafen ein und träumen vom guten Bett zu Hause... Bei stockfinsterer Nacht kommen wir in Bokkoro an, wo wir beim französischen Administrateur übernachten wollen. Doch in dieser Finsternis finden wir den Weg nicht. Wir fragen einen Schwarzen, der gleich bereit ist, uns den Weg zu weisen. Er setzt sich vorn auf den Jeep. Er macht es ganz gut, bis wir plötzlich an eine scharfe Kurve kommen und er im hohen Bogen davonfliegt. Ich denke, der habe bestimmt etwas gebrochen. Doch ehe wir anhalten, springt er vor dem Jeep her und zeigt uns weiter den Weg. Zur Belohnung bekommt er 5 Francs (afrikanische Währung) und ist glücklich!

17.03.1953: Nach 3 500 km kommen wir morgens um 10 Uhr in Bitkine an. Lob und Dank, der Herr ist treu! Das halbe Dorf läuft zusammen, um die Neuankömmlinge zu betrachten und zu begrüßen.

19.03.1953: Nach langer Zeit darf ich im Schatten eines Baumes endlich die ersten Schwarzen pflegen. Es ist für mich geradezu eine Erholung, eine Wunde zu reinigen, einen Verband anzulegen. Doch Diagnosen zu stellen ist nicht einfach. Da heißt es: *In meinem Bauch macht es Gluglu-glu.* Ein anderer klagt über Ameisen im Kopf. Der dritte sagt, er habe den Wurm im Ohr. Die Kinder schreien, weil ich weiß bin. Sie haben Angst vor der Nassara! Ich muß mich mit Zeichensprache verständigen. Zum Glück lerne ich das Tschadarabische schnell. Kein Wunder, wenn man sozusagen nichts anderes mehr hört.

06.06.1953: Wieder in Bitkine:

Die ersten Aussätzigen gepflegt. Auch unsere Tierfamilie hat sich vergrößert. Zu unserem kleinen Hund gesellten sich unterdessen eine Gazelle und ein Affe.

08.08.1953: Lange schwieg mein Tagebuch! Immer wieder hatte ich Malaria. Doch täglich pflege ich Kranke, auch einige Jungens aus der Koranschule! So ein Dreikäsehoch sagte zu mir: *»Dein Christus ist nicht am Kreuz gestorben!«*

Folge des muslimischen Unterrichts und einer Fehlprogrammierung.

11.08.1953: Marius ist wieder unterwegs! Er ist viel auf Evangelisationsreisen. Dieses Mal aber ließ er wegen der Regenzeit den Jeep zu Hause und machte sich mit dem Pferd auf den Weg in die Dörfer. Er besuchte das Dorf Burmatagil, in dem der Sultan der Diongor, Abudai, ansäßig ist, und mußte feststellen, daß derselbe schon stark unter dem Einfluß des Islams und der Fakis (islamische Schriftgelehrte) steht. Die Fakis versuchen immer zuerst die Sultane und Dorfhäuptlinge zu bearbeiten, um durch sie Druck auf das Volk auszuüben. So gibt es im Tschad ganze Stämme, die kollektiv zum Islam übergetreten sind. In diesen Stämmen ist es dann auch schwierig, mit dem Evangelium hineinzukommen, da die Fakis alles und alle überwachen.

Seit gestern pflege ich den großen Chef der Margai (= Dämonenpriester). Er wartete bis aufs letzte, bevor er kam. Seine Augen sehen schlimm aus. Er ist uns feindlich gesinnt, aber Gott hatte Mittel und Wege, ihn herbeizuführen. Es ist mir ein Anliegen, daß seine Augen wieder völlig gesund werden zum Zeugnis und Lobpreis des Namens Gottes.

01.09.1953: Mein erster Geburtstag im dunklen Erdteil! Marius weckt mich in aller Frühe mit Musik. *»A toi la Gloire ô Ressuscité«* (»Alle Ehre dir, du Auferstandener«) ertönt.

Ich pflege 40 Kranke.

Am Nachmittag kommt zu meiner großen Freude Post an. Das ist ein Wunder in der Regenzeit, da es Ochsen sind, die uns die Post vom etwa 300 km entfernten Abeche herbringen. Manchmal sind die Briefe so durchnäßt, daß man sie nicht mehr lesen kann.

Nun, es war doch Post!

08.01.1954: Am 21. Dezember 1953 haben wir in vollem Vertrauen auf den Herrn die Bauarbeiten in Korbo begonnen. Welch ein großes Arbeitsfeld ist dieser Stamm der Dangaleat! An Patienten fehlt es nicht, und jeden Morgen kommen die Kranken, auch Mütter mit ihrem Säugling bis zum Greis. Zum ersten Mal in meinem Schwesternberuf habe ich eine Zehe amputiert! Es ging sehr gut.

23.03.1955: Die Poliklinik ist in vollem Bau, die Mauern sind bereits ein Meter hoch. Ich freue mich riesig, einmal alles einrichten zu können, denn bis jetzt pflegte ich unter einem Chargani (einer Strohmatte). Hitze, Fliegen, Sand waren an der Tagesordnung, und die Zahl der Patienten nimmt immer zu: zur Zeit herrscht eine schreckliche Keuchhustenepidemie im Dorf!

In unserem kleinen Garten, welchen wir mit viel Mühe angelegt haben, fressen die Heuschrecken alles ab. Ein ewiger Kampf!

06.09.1955: Am Freitagnachmittag kam von einem Dorf hinter dem Berg und 40 km von uns entfernt ein Araber an. Seine Frau hätte vor 12 Tagen geboren, und die Plazenta wäre immer noch nicht gekommen. Er drängte sehr, daß wir gleich mit ihm gingen, denn es stünde schlimm um seine Frau, Mutter von elf Kindern. Wir machten uns auf den Weg, und als die Sonne unterging, kamen wir in dem kleinen Araberdorf an. Die arme Frau lag in einem erbärmlichen Zustand im Sand am Boden einer kleinen Strohhütte, wo Hühner herumflatterten und Ziegen meckerten. Viel konnte ich nicht mehr unternehmen, es wurde Nacht. Ich verabreichte ihr zwei Injektionen, und wir fuhren nach Bitkine zum Übernachten. In aller Frühe am Morgen kehrten wir zu der Patientin zurück. Sie hatte gut geschlafen. Ich machte ihr zwei intravenöse Injektionen, spritzte Penicillin und hoffte, die Plazenta käme. Doch vergebens. Ich griff manuell ein. Es kam keine Plazenta mehr, sondern kleine verweste Stücke, grüner Eiter, ein Gestank, welcher mich fast umwarf. Der Schweiß lief an der Frau und an mir nur so herunter. Man steht immer wieder vor Rätseln in diesem Land und muß die Widerstandskraft dieser Menschen bewundern. Endlich war ich fertig! Natürlich wollten sich nun die Araber erkenntlich zeigen. Sie machten uns am Boden neben Eiter, Fliegen usw. ein Omelett aus Perlhühnereiern! Stillschweigend verschwand Marius. Was blieb mir anderes übrig, als mit Todesverachtung das Omelett hinunterzuwürgen. Ich konnte mir nicht einmal die Hände vorher waschen, und Besteck gab es keines. Zum Glück hatte ich vorher Handschuhe getragen, aber...

07.09.1955: Notfall! Ein kleiner Junge von Gole mit einer großen Wunde am Kopf. Man sah die Hirnschale. Ein Pferd hatte ihm einen Huftritt gegeben. Habe ihn genäht. Marius war der Assistent. Es war meine erste Wundversorgung auf dem Labortisch in der neu errichteten Poliklinik. Vorher, bis heute, hatte sich alles im Freien abspielen müssen.

22.09.1955: Die Dangaleat haben seit drei Tagen ihr großes Fest (Neujahr für sie). Es wird Hirsebier getrunken von morgens früh bis spät in der Nacht. Sie veranstalten Pferderennen, tanzen wie wild, und ich pflege die Folgen: Lanzenstiche, Frakturen und noch alles mögliche.

02.10.1955: Eine liebe, ganz einzigartige Patientin! Sie brachten mir eine Eule, die ganz voller Kletten war, so daß sie nicht mehr fliegen konnte. Zu viert machten wir uns daran, sie von dem Übel zu befreien. Die Schere mußte auch mithelfen. Die Eule hielt ganz still, und wo sie konnte, half sie mit ihrem Schnabel nach. Endlich war es soweit. Den ganzen Tag blieb sie bei uns. Am Abend, als es düster wurde, setzten wir sie auf die Terrasse. Sie blieb noch eine ganze Weile sitzen, schaute uns mit großen, runden Augen an, und husch, flog sie davon.

Unsere Dangaleat sind richtige Wilde! Sie haben unser Kalb mit der Lanze so gestochen, daß wir es schnellstens schlachten mußten. Das arme Tier litt sehr, denn die Gedärme hingen heraus. Wie grausam sind doch diese Wilden, und es wird noch viele Jahre dauern, bis eine Änderung eintreten wird. Wir können nichts tun, Gott muß es wirken.

Erster Urlaub

07.12.1955: Ankunft in Algier nach einer Fahrt durch die Wüste, den Hoggar, den Atlas.

11.12.1955: D a h e i m !

03.02.1957: Der herrliche Urlaub ging nur zu schnell zu Ende, und wieder sind wir zum Einschiffen in Marseille. Marseille ist für mich eine schreckliche Stadt. Auf der Canebière kann man alles finden: Kunstmaler, Bibelstand, Berlingoverkäufer, Säbelschlucker, Hundedressierer usw. Alles macht Lärm, und einer übertönt den andern im Schreien. Es ist ein buntes Durcheinander von Weiß, Gelb, Schwarz. In der Garage, wo wir unser vollbeladenes Auto unterstellen, fragt Marius, ob man nichts riskiert wegen Einbrechern. Der Garagist antwortet und zeigt auf seinen Kollegen: »*Quand lui et moi, nous sommes partis, il n'y a plus de voleurs ici!*« (»Wenn wir beide fort sind, hat es keine Diebe mehr hier!«)

Wieder in Korbo

24.03.1957: Wieder in Korbo, wo wir alles wohlbewahrt antreffen. Der treue Gott hat wunderbar geleitet! Alle haben Freude, daß wir wieder da sind, natürlich am meisten Kongarge, Koro, Bundi.

Man muß sich wieder an die fürchterliche Hitze gewöhnen, 37° im Haus.

Morgen landet zum ersten Mal eine DC4 in Mongo.
Die vielen mitgebrachten Kisten mit Medikamenten, Verbandszeug, Labormaterial, alles muß ausgepackt und eingeräumt werden, eine große Arbeit, bis alles am Platz ist, und dazu kommt noch das Pflegen. Die Krankenhütten sind voll besetzt.

11.08.1957: Es ist Regenzeit, die ganze Natur lebt auf.

Ich liege im Bett mit einer Gesichtsrose. Marius pflegt mich mit Liebe und Hingabe.

Wir dürfen ein paar Ermunterungen erleben. Die zwei ersten Dangaleat haben sich bewußt dem Herrn übergeben: Tcherre und Schen, die knapp dem Tode entronnen sind.

Schen hatte eine Meningitis, war lange hospitalisiert, wurde gesund und kehrte nicht mehr in sein Dorf zurück. So darf ich mich der ersten Früchte erfreuen und sehen, daß der Dienst an den Kranken nicht vergebens ist.

23.03.1958: Ein Jahr und drei Wochen sind wir schon wieder im heißen, öden Korbo. 41° im Schatten. Ich bin sehr müde.

In Gole war eine Meningitisepidemie. Vierzig sind gestorben, sie wollten sich nicht pflegen lassen. Für unsere Dangaleat ist eben die Krankheit die Sache des Margai. Um der Krankheit Herr zu werden, werden Opfer gebracht: Hühner, Ziegen, Kühe, je nach der Schwere des Falles. Ein ewiger Kampf, der einen sehr ermüdet.

04.07.1958: Geburt bei der ersten gläubigen Dangaleat-Frau. Sie gebar, am Boden hockend, ein gesundes Mädchen.

16.09.1958: Ich komme gar nicht mehr »aus dem Gebären heraus«! Die Frau von Kongarge gebar ein gesundes Mädchen, dann Amkonkong einen kräftigen Jungen. Immer wieder muß ich an Herrn Dr. Hodel denken, wie er uns im Schwesternkursus erklärte, daß die schwarzen Frauen in hockender Stellung gebären. Jetzt sehe ich es selber.

16.01.1959: In der Poliklinik herrscht reger Betrieb. Zur Zeit pflege ich viele kranke Pferde, bis zu 8 Stück pro Morgen. Das tue ich gerne. Einmal erlebte ich etwas sehr Schönes. Ein Pferd mit großer Verbrennung wurde täglich von seinem Besitzer gebracht. An einem Morgen stand es alleine hier und wartete geduldig vor der Poliklinik auf die Pflege. Später kam der Besitzer aufgeregt an. Er hatte sein Pferd überall gesucht. Es hatte allein den Weg zur Poliklinik gefunden.

Kongarge und Kamis, die ich ausbildete, helfen gut mit bei der Krankenpflege. Kamis tat gestern einer alten Großmutter aus Tchalo, die eine Augenbindehautentzündung hatte, Salbe in die Augen. Er drückte ihr einen

Wattebausch in die Hand und erklärte ihr, sie sollte sich die Augen damit abwischen. Kaum war er mit seiner Erklärung fertig, so verschluckte die Alte die Watte, in der Meinung, es wäre ein Medikament.

19.05.1959: Afrika, das Land der fortwährenden Enttäuschungen! Es gibt hier so wenig, woran man sich freuen kann. Die Landschaft ist trostlos, die Dangaleat sind undankbar, die Gläubigen müssen immer geschoben werden...

Die Finsternis ist erdrückend — die Hitze niederschlagend. Im Araberdorf herrscht die Rinderpest, und eine Kuh nach der anderen geht ein.

Afrika, ja man muß es erlebt haben! Viele schrieben schon, daß es einen immer wieder nach dem schwarzen Kontinent zieht, wenn man einmal dort gewesen ist. Komisch, mir geht es nicht so. Wenn es nicht um des Herrn und um seiner Arbeit willen wäre, würde ich keine Stunde länger hier bleiben.

In Korbo haben die Eingeborenen den Berg angezündet. Drei zehnjährige Buben haben einen fünfjährigen ins Feuer gestoßen. Das Kind sah schrecklich aus, als sie es brachten. Von Kopf bis Fuß hatte es Verbrennungen. Nach einer Stunde starb es trotz Pflege.

27.07.1959: Wir haben eine Frau für einen Kaiserschnitt nach Mongo zum weißen Regierungsarzt gebracht. Durch den Regen war die Straße scheußlich geworden, und um 60 km zu fahren, brauchten wir den ganzen Tag.

Seit einiger Zeit habe ich ein herziges Stachelschwein.

Im Moment nagt es an meinen Zehen herum.

Marius malt ein Stilleben.

Zur Zeit hat es wenig Patienten. Alles, was kriechen kann, geht in die Hirsefelder. Vergangenen Monat wurden nur 1160 Patienten gepflegt.

03.09.1959: Seit einigen Tagen ist ein alter, halbblinder Mann bei uns auf der Pflegestation. Er wurde überall verjagt, denn sie sagen, er sei ein Massas und töte die Leute. Er war sehr froh, bei uns Aufnahme zu finden, denn es kommt immer wieder vor, daß sie solche Leute steinigen und töten.

Wenn man alles wüßte, was noch in den Dörfern passiert, würde es einen erdrücken.

Ein Ethnologe, Herr Dr. P. Fuchs aus Österreich, ist bei uns. Der dritte Gast in unserem Fremdenzimmer.

04.10.1959: Sieben Jahre gehen wir nun schon den gemeinsamen Lebensweg. Keines möchte mehr das andere missen. Viele schwere, entmutigende Stunden haben wir in diesem heißen, trostlosen Erdteil erlebt. Auch manches Freudige. Aber über allem steht leuchtend das Wort: *Der, der gerufen, ist treu!*

In der Poliklinik läuft es auf Hochtouren. Zur Zeit sind 13 Schwerkranke hospitalisiert, darunter zwei schwere Schädelfrakturen. Ein Araber von Bitkine starb nach 4 Tagen intensiver Pflege. Wir sind beide sehr müde. Marius leidet oft an Herzbeschwerden, auch ist er furchtbar mager geworden. Zum Glück ist der Urlaub in nicht mehr weiter Ferne.

01.11.1959: Drei Jahre harter Arbeit liegen wieder hinter uns. Wir haben den Jeep verkauft.

Der alte Djindi, welcher ganz bei uns auf der Station ist, war ganz aufgeregt und sagte: »*Wie könnt ihr so etwas Gutes verkaufen! So ein schnelles Pferd bekommt ihr nie wieder!*«

20.11.1959: Hoher Besuch. Drei Herren aus Brüssel! Sie waren von »Europe Unie pour l'Entraide aux pays sous-Développés« (»Das vereinigte Europa für die Hilfe an die unterentwickelten Länder«) geschickt. Der Deutsche war der einzige, der etwas interessiert war. Mit ihm konnte Marius reden. Der Franzose und der Italiener interessierten sich nur für Souvenirs.

Das große Margaifest der Dangaleat spielte sich vor unserer Poliklinik ab. Goussou, der alte Dorfhäuptling und Margaipriester, hielt eine lange Rede. Natürlich war er geladen mit Hirsebier. Unter anderem sagte er von uns: »*Seit die in Korbo sind und die Leute pflegen, seit der alte Djindi bei ihnen ist, ist das ganze Land verdorben.«*

Koro, unser getreuer Boy, hat Heiratssorgen. Heute morgen kamen seine zukünftigen Schwiegereltern zu Bundi und fragten, ob Koro ein guter Mensch sei. Bundi sagte, ja, Koro sei schon in Ordnung, aber wie stünde es mit ihrer Tochter, der Zukünftigen von Koro? Darauf antwortete der Alte, *Hauptsache sei, Koro sei in Ordnung; was seine Tochter anbetreffe, sei das nicht wichtig!*

Kamis, mein Pflegegehilfe, ist 15 Jahre alt und hat geheiratet. Nun kommt er nicht mehr zum Arbeiten. Wieder eine Enttäuschung mehr. Mit viel Mühe, Geduld und Ausdauer hatte ich ihm das Nötigste als Pflegehelfer beigebracht. Wie mühsam war es, bis er nur begriffen hatte, was putzen ist.

– – – – – – – – – – –

18.05.1960: Wir sind im Urlaub. Die Zeit wird für Missionsvorträge genützt, was auch ermüdend ist und nicht gerade Erholung bedeutet.

Heute begann ich einen Lehrgang im Basler Zoo, um mich etwas in der Veterinärmedizin auszubilden.

In Korbo werde ich es gut brauchen können, denn die Eingeborenen bringen sehr gerne ihre Tiere in die Poliklinik. Ein Pferd, eine Ziege oder eine Kuh bedeuten oft ihren ganzen Reichtum.

An einem Sonntagmorgen war einer von Gole gekommen. Er sagte, wir sollten kommen, seine Frau sei krank. Marius fragte: *»Wie lange schon?«* Antwort: *»Ja, schon über eine Woche!«* Marius sagte: »Dann hättest du sie schon längstens bringen sollen und es nicht erst heute melden!« Er antwortete: *»Ja, wenn es der Esel gewesen wäre, welcher krank ist, dann hätte ich ihn gleich gebracht.«*

Erste Ausreise in den unabhängigen Tschad

10.02.1961: Dritte Ausreise auf der »S/S Mermoz«! Papa und Mama haben uns bis aufs Schiff begleitet! Es war schön, und wir hatten noch gesegnete Stunden miteinander. Es ist schwer, wieder für drei Jahre Abschied zu nehmen. Anne Marie Probst reist mit uns. Sie ist Hebamme und Krankenschwester. (Später heiratete sie Walter Uttermann, und zusammen gründeten sie die Missionsstation Gogmi.)

12.02.1961: Marius hat Geburtstag auf hoher See und liegt mit Fieber und Grippe im Bett.

Man sieht zum ersten Mal, seit wir ausreisen, in den Häfen viele Kriegsschiffe.

15.02.1961: In Casablanca liegen russische Schiffe.

Die Lotsen streiken, und 13 Schiffe warten vor dem Hafen. Das neue Gesicht von Afrika…

21.02.1961: Konakry hat sich seit unserer letzten Durchreise vor vier Jahren stark verändert. Es ist eine schmutzige Stadt geworden.

Man braucht eine Genehmigung, um an Land zu gehen, darf keinen Fotoapparat mitnehmen. (Russen und Chinesen sind dort.)

27.02.1961: Wohlbehalten in Duala angekommen. Familie Helmlinger ist immer noch hier nach 37 Jahren Missionsdienst. Auch hier hat sich vieles geändert.

Sperrstunde um 22 Uhr.

Am Postamt stehen sie mit Maschinenpistolen.

Die Unabhängigkeit Afrikas ist nicht gerade ideal!

26.03.1961: Wieder im alten, vertrauten Korbo! Auch unsere fünf Tonnen Gepäck kamen gut an.

Gleich wird man wieder in alles eingeweiht. Momentan herrscht eine Meningitisepidemie. Der Bau der Kapelle beginnt. Ich bin so froh, daß Marius nicht mehr allein bauen muß, sondern daß er einen guten Gehilfen hat an

Walter Uttermann aus Deutschland. Es ist sehr heiß. Meine Augen schmerzen vom Sandsturm.

Vor einigen Tagen kam ein ganzes Gefolge aus Gole. Sie liefen eifrig im Tal und um die Brunnen herum, um die Krankheit (Meningitis) einzufangen. Sie haben sie erwischt, in eine Buchsa (afrikanisches Gefäß) gesperrt und unter einem Ameisenhaufen begraben. Das ist der Glaube unserer Dangaleat.

Nun predige ich schon acht Jahre, sie sollten wegen der Kinder in den Hütten die Petroleumlampen in die Höhe stellen, und doch kam heute Kongarge an und sagte, die Kleine von Deir habe Petroleum getrunken!

Touri, ein Epileptiker, den ich zur Zeit pflege und der sich in den Schatten seiner Hütte legen sollte, ist heute morgen zu Pferd mit den andern auf die Jagd mit Lanzen und Hund gegangen.

15 Meningitispatienten gepflegt, alle gesund entlassen.

13.04.1961: Schon zwei Nächte hatte ich vor dem Einschlafen Angst, daß eine Schlange vom Fenster aus, vor welchem ich schlafe, in mein Bett komme. Ich erzähle es Marius, es ist mir einfach nicht wohl, denn gewöhnlich bin ich gar nicht ängstlich. Heute mittag sagt Marius während der Siesta: *»Schau mal ans Fenster!«* (Unsere Fenster sind einfache Backsteinlöcher.) Ich traute meinen Augen kaum. Eine große Giftschlange war gerade dort, wo ich befürchtete, daß eine herkäme. Komisch.

Vielmals ist es mir schon passiert, daß ich solche Ahnungen hatte, ich sollte nur mehr darauf achten. Gott redet heute noch zu seinen Kindern, nur sind unsere Ohren nicht mehr so fein nach ihm gerichtet.

05.05.1961: Ein ganzes Jahr waren wir abwesend von Korbo und daheim. Heute morgen kam »s'Diwele«, eine Turteltaube, welche ich aufgezogen hatte, wieder auf meine Hand und trank Wasser aus der Schüssel, die ich ihr hinhielt.
Welche Freude hatte ich doch! Ja, »s'Diwele« hat es nicht vergessen, daß ich es großzog, als es nachts aus seinem Nest im Gartenbaum gefallen war. Ich sagte zu

Marius, das Tierlein habe mehr im Kopf als die Dangaleat, denn dieselben haben mir noch nie gedankt, als sie gesund wurden, auch nicht wenn ich ihre Säuglinge ernährte und sie vom Hungertod rettete, wenn die Mutter gestorben war.

22.06.1961: Am Sonntag brachten sie eine Frau in die Poliklinik, welche furchtbar zugerichtet war. Da sie nach der Geburt Kreuzschmerzen hatte, wußten sie nichts Besseres zu tun, als sie zum Dorfschmied zu bringen, der ihr mit einem glühenden Eisen zu beiden Seiten der Wirbelsäule tiefe Löcher brannte. Seither ist diese Arme nun gelähmt.

Der Dorfschmied ist überhaupt meine Konkurrenz. Er amtiert als Chirurg, reißt den Säuglingen das Halszäpfchen heraus, brennt bei Dysenterie den Anus aus, schneidet bei Leibschmerzen in die Lebergegend, um die Krankheit herauszulassen, usw. Viele Kinder verbluten, auch Erwachsene sterben bei diesen Verfahren, doch sie gehen immer wieder hin. Das ist das dunkle Afrika.

Die Kapelle ist fertig bis auf den Verputz.

19.10.1961: Das Kirchenfenster, welches wir von Straßburg mitgebracht haben, hat Marius eingesetzt. Es ist schön! Djindi kam aus dem Staunen nicht mehr heraus; er zitterte vor Aufregung und sagte: *»Jetzt erst ist es ein Gotteshaus, warum macht ihr nicht alle Fenster so?«* Arkacho sagte: *»Seit mich meine Mutter gebar, habe ich noch nie so etwas Schönes gesehen!«*

Vergangenen Sonntag sind die meisten gläubigen Frauen aufs Feld gegangen, anstatt in den Gottesdienst zu kommen. Drei entschuldigten sich und sagten: *»Der Teufel ist uns in den Bauch gefahren!«*

20.10.1961: In der Poliklinik ist Hochbetrieb! Morgens um halb fünf Uhr sitzen die Patienten schon vor dem Haus und warten. Es ist ein buntes Durcheinander: schreiende Säuglinge, Araber, Dangaleat, Nomaden... Kongarge und Bundi sind mir zwei gute Stützen.

Gynäkologische Fälle haben wir wegen Infektionen auch viele.

Da es wieder Hirse gibt, gibt's auch wieder Hirsebier, die Sauferei beginnt und damit die Schlägereien. Einer von Gole wurde so getötet, auch einer in Korlongo, und andere brachten sie zu uns mit klaffenden Wunden und Schädelfrakturen!

Eine schwere Prüfung

28.11.1961: Bethesda, Basel — Zimmer 142.
Es ist kaum zu glauben, doch ich liege als Patientin hier. Leishmania = Schwarzes Fieber.

28.12.1961: Marius schreibt von Korbo: »*Krankheit und Prüfungen sind die zwei Ohren, womit wir Gottes Stimme hören.*«
Es geht mir etwas besser. Habe 900 Gramm zugenommen. Als ich es heute morgen ganz glücklich Herrn Dr. Hatt sagte, lachte er laut und sagte: »*Bis in 10 Jahren haben Sie alles wieder aufgeholt!*«

11.02.1962: Marius kam, der schönste Tag, seitdem ich hier liege. Ich wurde wieder am Auge operiert, schon das vierte Mal. Habe einen großen Kopfverband, ein dick geschwollenes Knie mit Verband. Als mich Herr Dr. Krebs so im Lehnstuhl sitzen sah, sagte er: »*Ein zweiter Hiob.*«

15.03.1962: Es wird Frühling, von Tag zu Tag geht es mir etwas besser. Ich lese ein Buch von Zenta Maurina. Unter anderem schreibt sie:

> »Gesegnet seien alle meine Freunde,
> Meilensteine auf meiner Pilgerfahrt zu Gott,
> gesegnet für das Licht, das sie auf meinem
> Weg entzündeten, gesegnet für den Glauben,
> den sie mir schenkten, gesegnet für die
> Enttäuschungen, die mich ihnen entfremdeten
> und meinem eigenen Herzen näherbrachten!
> Was liegt daran, ein paar Sprossen
> tiefer in den Keller der Schmerzen
> hinabzusteigen? Das Licht der Sterne
> leuchtet in der Dunkelheit noch heller.«

21.05.1962: Endlich wieder in Straßburg und daheim – nach 8 Monaten im Spital!

Es geht mir viel, viel besser, auch das EKG ist besser. Ich komme von weit her, vom Tod zum Leben. Ich möchte intensiver leben und schaue alles mit anderen Augen an.

15.11.1962: Unglaublich ist es mir, daß wir am Packen sind und vor der Ausreise stehen. Der Herr hat geholfen über Bitten und Verstehen. Ich fühle mich wieder bei Kräften.

Weihnachten 1962 in Korbo: Bei schwüler, drückender Hitze feierten wir Weihnachten. Doch die Freude im Herzen war nicht geringer. Etwa 150 Schwarze waren in der Kapelle. Die Gläubigen sangen, die Kinder sagten ihre gelernten Bibelverse auf und sogar Kerzen brannten.

Anschließend gab es das Festessen. 6 Ziegen hatten ihr Leben lassen müssen, 20 kg Zucker, 2 kg Tee, 20 kg Teigwaren, 1 Sack Hirsemehl, 10 große Büchsen »Petits Beurres« wurden verspeist. In der Nacht wurden wir immer wieder aufgeweckt durch die am Lagerfeuer gesungenen Lieder. Gegen Morgen arteten die altbekannten Siegeslieder in Negro Spirituals aus. Schlägereien gab es nicht.

14.02.1963: Die Zeit vergeht auch hier schnell, besonders da ich in der Poliklinik viel zu tun habe. Schon eine Zeitlang pflege ich Koro. Er klagte über Jucken am ganzen Körper. Gut, ich gab ihm verschiedene Salben zum Einreiben, alles nützte nichts. Dann stellte ich auf Medikamente für die Leber um. Ohne Erfolg. Bis mir endlich Bundi sagte: *»Weißt du, Koro hat so ›kleines Fleisch‹ (Wanzen) im Bett, das sticht ihn nachts.«* Kommentar überflüssig. Ich ließ ihn seine Hütte ausräumen, spritzte alles aus und ab mit DDT, und der Fall war erledigt. Schon 10 Jahre bin ich hier, habe aber noch nicht ausgelernt.

15.02.1963: Marius geht übers Wochenende nach Melfi, so bin ich wieder einmal alleine. Kongarge sagte mir heute, als er vom Pflegen kam: *»Tu sais, il m'ennuie Djibrin avec ses cotelettes qui lui font tout le temps mal!« (»Weißt du, Djibrin geht mir auf die Nerven mit seinen Koteletten, die ihm die ganze Zeit weh tun!«)*

27.03.1963: Zur Zeit ist zur Abwechslung wieder die Periode der Schlägereien! Da kommt manchmal Kongarge mit seiner kleinen Petroleumlampe nachts ans Fenster, klatscht zwei-, dreimal in die Hände, ruft: *»Madame, Madame«*, und im Halbschlaf denke ich schon: »So, jetzt kannst du wieder in die Poliklinik wandern, Blutungen stillen, nähen, Frakturen reparieren, schimpfen, und die halbe Nacht ist dahin, und am Morgen gibt es kein Ausschlafen.«

Koro wäscht schon 10 Jahre unsere Wäsche, und nur einmal paßte ich nicht auf, und schon wurden die eitrigen, schmutzigen Spitalbinden und Tücher mit unserer Wäsche zusammen gekocht. Als ich ihn fragte, warum er das tat, sagte er prompt: *»Ich hab's vergessen....!«*

All diese Dinge sind so entmutigend!

15.05.1963: Die Frau von Raoul hatte vorgestern eine Totgeburt. Es ist immer eine furchtbare Tragödie, wenn Kinder Kinder gebären sollen. Diese 15jährigen Mädchen wissen nicht, was ihnen passiert, und sind ganz hilflos, wenn der Moment der Geburt kommt.

Im großen ganzen gebären die schwarzen Frauen leicht. Im Dorf ist immer eine Matrone, die hilft, aber es ist besser, man geht nicht hin, um zuzuschauen! Wenn sich die Geburt verzögert, so helfen sie nach und trampeln der Frau auf dem Bauch herum. Auch wird mit kochendem und kaltem Wasser auf den Bauch nachgeholfen. Wenn eine Frau eine Steißlage hat, so wird behauptet, das Kind sei nicht von ihrem Mann, sie habe Ehebruch begangen.

Die Sterblichkeit der Säuglinge ist noch sehr groß, bis zu 70%! Wenn ich eine Frau frage: *»Wieviel Kinder hast du?«*, antwortet sie: *»Ich habe 21 geboren, 2 von ihnen leben noch.«*

Wie viele Säuglinge sterben an Tetanus! Kein Wunder! Wenn sie im Dorf abnabeln, schmieren sie Kuhmist und Erde auf die Nabelwunde!

10.06.1964: Die Zusammenarbeit mit den anderen Missionaren auf dem Missionsfeld ist nicht immer sehr einfach. Der heiße Wind, die schlaflosen Nächte, die Einsamkeit, die Malaria zehren an unserem nur zu menschlichen Nervensystem. Im Krankenschwesternkurs in Basel sagte uns Herr Dr. Hatt immer wieder: *»Eine zerstörte Nervenzelle wird nicht mehr ersetzt!«*

Afrika hat uns schon manche Nervenzellen zerstört! Wenn man etwas unternimmt, fehlt es auch nicht an Kritiken, und diese chinesische Fabel paßt zutreffend: *Eine kranke Nachtigall sitzt traurig auf ihrem Ast, da kommen die anderen Vögel zu ihr und sagen: »Warum singst du denn nicht?« Sie antwortet: »Weil ich krank bin!« Da sagen die anderen: »Nun, deswegen kannst du doch singen!« Nun singt sie mit ihren letzten Kräften ihr schönstes Lied und fällt tot vom Baum. Da kommen am anderen Morgen die Vögel wieder und sehen sie tot daliegen. Nun sagen sie: »Warum hat sie auch gesungen!«*

11.06.1964: »Kein Sonnenstrahl geht verloren. Aber das Grün, das er weckt, braucht Zeit zum Sprießen, und dem Sämann ist es nicht immer beschieden, die Ernte mitzuerleben. Alles wertvolle Wirken ist Tun auf Glauben.«

Dr. A. Schweitzer.

12.06.1964: Albert Schweitzer schreibt auch: *»In Afrika muß man so viel Energie für Kleinigkeiten hergeben... Der Abend kommt, die heiße Sonne geht unter, müde atmet man auf, aber schon beginnt die Plage mit den Stechmücken!«*

Genauso ist es, alles, alles ist hier gegen uns!

Alles ist so viel mühsamer als daheim. Ich verstehe Albert Schweitzer immer besser und bewundere diesen Mann, der schon 50 Jahre in diesem Land arbeitet und kämpft.

21.06.1964: Gott liebt uns nicht, weil wir gut sind, sondern er liebt uns so, wie wir sind. Er will die Starken zum Raube haben, auch mein starkes Ich will Er haben.

04.02.1965: Ein ganz angenehmer Monat liegt hinter uns! Heute morgen in aller Frühe hatten wir nur 9° ! Ein Rekord hier, würde es nur immer so bleiben.

Meine kleine Farm vergrößert sich. Sieben junge Schweinlein tollen im Stall herum. Es ist so lustig, daß hier auch die Schweine ganz schwarz sind.

Im Haus mußten wir die Dusche neu machen, doch was würden wir auch tun ohne das kostbare Naß! Es wird kein Tropfen Wasser verschwendet. Zuerst bade ich in einem großen Kübel, dann Marius, dann wird die Wäsche eingeweicht im selben Wasser, nachher putzt Koro damit im Haus unsern Zementboden, und dann wird's an die Bäume gegossen...
Heute nacht mußte ich mal wieder aufstehen, da Kongarge sich nicht mehr zu helfen wußte. Von Bossoyor brachten sie einen Verletzten. Streit wegen eines dummen Weibes. Am Schädel hatte er vier klaffende Wunden, aber das Schlimmste war sein aufgeschlitzter Brustkasten, wo die Lunge heraushing. Er starb gleich. Welch trauriger Anblick. Dieser Körper, der stöhnte und immer nach seiner Lunge griff... Ich konnte nicht mehr einschlafen, mußte eine Schlaftablette schlucken.

11.02.1965: Wir waren mal wieder in Mongo, doch es ist wirklich kein Vergnügen, auf diesen Straßen zu fahren.

Im Garten ernten wir etwas Salat, Radieschen und Papayas. Zitronen haben wir auch ganz winzig kleine am Baum. Ist doch nicht alle Mühe vergebens gewesen.

12.02.1965: Heute hat Marius Geburtstag. Ich habe aber nicht einmal ein Paket erhalten, um ihm eine kleine Freude zu bereiten. Jean Metz (Missionar auf der Nachbarstation Mukulu, 30 km entfernt) fuhr nach Mongo: 120 km hin und zurück, um die Post zu holen. Doch der Posthalter hatte keinen einzigen Postsack geöffnet, denn er pendelte irgendwo zwischen Mongo und Fort-Lamy herum, um seine Frau zu suchen, die ihm fortgelaufen war. Deswegen liegt der ganze Postbetrieb lahm! Das ist Afrika!

21.02.1965: Seit gestern 11 Uhr sind wir in Fort-Lamy. Wir müssen unsere Vorräte erneuern. Die Straße scheint immer schlechter zu werden. Todmüde kamen wir an. Kongarge ist bei uns. Er genießt die »Großstadt« sehr.

27.02.1965: Immer noch Fort-Lamy:

Soeben hatten wir Besuch von Herrn Dr. P. Fuchs, welcher eben aus Deutschland kam. Das tut einem wohl. Dr. Fuchs ist Ethnologe und war schon etliche Male in Korbo für seine Studien.

Vor drei Tagen hatten wir auf der Missionsstation, wo wir wohnen, nächtlichen Besuch. Durch einen komischen Lärm wurden wir aufgeweckt! Der Fliegendraht an unserer Schlafzimmertür wurde durchgeschnitten. Wir machten Licht, und der Dieb sprang davon. Ich hatte nachher so Angst, daß ich mich nicht einmal mehr aufs WC traute. In Fort-Lamy wird sehr viel gestohlen.

Unsere Einkäufe sind alle beendet, viel Geld ist fort. Alles ist drei- bis viermal teurer als daheim.

14.03.1965: Wir sind wieder in Korbo, und zwar mit Frau und Herrn Käslin aus der Schweiz, unseren Mitarbeitern. Herr Dr. Fuchs wohnt auch hier mit drei Kameramännern, so daß wir auf einmal eine ganze Kolonie von Weißen sind.
Dazu hatten wir gestern noch hohen Besuch, der deutsche Botschafter, Herrn Dr. Fischer und seine Frau!

21.03.1965: Es wird immer besser! Heute morgen landete auf dem Schulplatz ein Helikopter. Welch ein Ereignis! Wegen des Sandsturms wußten die Piloten nicht mehr, wo sie waren.

In Haus, Apotheke, Poliklinik ist alles voll von feinem Sand wie Mehl. Alles Putzen nützt nichts, immer kommt mehr.

30.03.1965: Seit einer Woche habe ich zwei weiße Patienten aus dem Arbeitsteam von Professor Fuchs. Herr Laffer mit einer besonders schweren Dysenterie, Herr Goelmann mit Malaria und Kreislaufkollaps.

13.04.1965: Das Haus ist wieder leer. Meine zwei Patienten durften genesen, und die Equipe Fuchs war froh, dieses schreckliche Land verlassen zu können.

Margrith Käslin lebt sich langsam in der Poliklinik ein. Sie gewöhnt sich an die großen Geschwüre und deren Geruch.

15.04.1965: Man ist nur noch ein halber Mensch vor Schwüle und Hitze. Daheim ist Frühling, und ich sehne mich nach so einem herrlichen Frühlingstag, wo der Wind sanft über die Wangen streicht und die Sonne ihre Strahlen mild auf uns senkt. Ich suche in Gedanken das erste Veilchen und atme den Duft ein. So viel Herrlichkeiten heißt es hier zu entbehren.

15.05.1965: Wieder eine Enttäuschung mehr. Deir ist gestern, ohne ein Wort zu sagen, auf einen Lastwagen gesprungen und nach Fort-Lamy gefahren. Seine Frau und vier Kinder ließ er bei uns in Salem. Warum? Er will eine zweite Frau nehmen. Das ist nun schon der vierte Gläubige, der uns wegen Frauengeschichten verläßt. Haben sie denn gar nichts begriffen?

Ich glaube nicht, daß es für die Missionsarbeit noch ein entmutigenderes Land gibt als Afrika.

Was wird übrigbleiben von all den 12 Jahren Mühe, Arbeit, Opfer, Leid, Entbehrungen, Krankheiten, die wir auf uns nahmen? Gott alleine weiß es.

Gestern kamen Walter und Anne-Marie Uttermann zu uns. Sie bleiben eine Woche hier. Es wird ihnen gut tun, denn sie haben ja den gleichen Kampf auf ihrer Missionsstation in Gogmi, 150 km von uns entfernt, und so hatten wir drei Bethesda-Schwestern einen »Mini«-Schwesterntag.

Den Dangaleat wurde von der schwarzen Regierung aus verboten, ihren schönen Kopfschmuck zu tragen. Das ist Evolution! Das Saufen verbieten sie nicht...

Der Sultan versucht, Saltut und Djibrin (zwei Moslems, Schmiede) Schwierigkeiten zu machen, weil sie in den Gottesdienst kommen.

Fünf Jahre nach der Unabhängigkeit geht alles bergab...

21.05.1965: Der Präsident Tombalbaye war in Mongo. Marius mußte auch hin als Vertreter der Mission. Mit großer Wut kam er wieder nach Hause. Nichts hatte geklappt! Wo ist die gute, alte Kolonialzeit, wo wir beim französischen Administrateur M. Marti, einem hervorragenden

Menschen, der die Schwarzen kannte und liebte, den 14. Juli feierten?

In der Gegend von Melfi werden die Steuern mit Gewalt eingezogen! Sie begraben die Leute lebendig, lassen in der prallen Sonne nur den Kopf herausschauen, bis die Familienangehörigen für sie bezahlen. Das ist die versprochene Freiheit und Unabhängigkeit! Auch werden die Steuern 3 bis 4 mal pro Kopf eingezogen und das sogar noch für die Verstorbenen!

Pfingsten 1965:
Von Feiertagen merkt man hier überhaupt nichts. Die Dangaleat haben ihr Totenfest, saufen von morgens bis abends Hirsebier und Hirseschnaps; ich kümmere mich um die Folgen. Sie brachten eine schwerverletzte Frau, einen anderen schlugen sie gleich tot...

Jeden Tag sterben im Dorf Leute, ich konnte noch nicht herausfinden, woran. Die Schwarzen sagen natürlich, es sei der Massas gewesen.

Der Regen läßt sehr auf sich warten. Unser alter Djindi sagte: *»Schuld daran sind die Schwarzen in der Regierung.«*

11.06.1965: Die armen Koro und Absata haben wieder, trotz Pflege, ein Kind verloren.

Endlich zwei gute Regenschauer. Alles springt in die Felder, Hirse pflanzen.

22.06.1965: Eine Kobra hat in unserem Taubenstall 20 Eier gefressen, 2 Tauben und mehrere Junge getötet.

Politisch steht es nicht gut. Es gibt Konflikte mit dem Sudan. Wie es wohl ausgehen wird?

Einer von unseren Dangaleat, den wir nach Fort-Lamy ins *»Collège Evangélique«* (hörere Schule) geschickt haben, ist in den Ferien in Korbo. Er kam und wollte arbeiten, um etwas zu verdienen. Wir sagten ihm, er solle die Zeriba (Dornenzaun) um den Garten machen. Nachdem er drei Tage gearbeitet hatte (und er hat sich wirklich nicht übertan), kam er zu Marius und sagte: *»Ich kann diese Arbeit nicht weiter tun, die Sonne ist zu* *heiß!«*, worauf ihm Marius antwortete: *»Ja, meinst du, die Sonne war nicht heiß für mich, als ich die Häuser hier baute?«* Frech antwortete der Junge: *»Ja, du bist die Sonne und das Arbeiten gewöhnt!«* Das ist die Mentalität der Schüler. Wenn sie einmal ein wenig lesen und schreiben können, haben sie »zweierlei Hände« und wollen nichts mehr arbeiten. Wie entmutigend das alles für uns ist, weiß nur, wer hier gelebt hat.

02.07.1965: Vor einer Woche ist der kleine einjährige Ernest Bundi an Malaria gestorben, alles Pflegen nützte nichts! 40° Fieber, 180 Puls, und plötzlich setzte das müde Herz aus. Die Eltern nahmen es aus Gottes Hand an.

Marius ging heute zur Post nach Mongo, doch der Posthalter ist schon 14 Tage nicht da, und so kam Marius zu meiner großen Enttäuschung ohne Neuigkeiten heim.

09.07.1965: Eine Regenzeit ist wirklich herrlich hier: Ein anderes Land tut sich vor uns auf. Diese Fülle von Grün ist eine Wohltat für die Augen.

Vorgestern abend kam Kodo. Ich fragte ihn: *»Warum bringst du dein krankes Kind nicht mehr zum Pflegen?« »Oh», sagte er, »dein Pflegen nützt doch nichts. Ich war in der Steppe bei einem alten Weisen (Zauberer), der sagte: »In deinem Kind ist der Teufel! Nun mußt du ein Kuhhorn suchen, welches Wurzeln hat, dasselbe verbrennen, über diesen Dampf dein Kind halten, und dann fährt der Teufel aus!«*

17.07.1965: In der Poliklinik haben wir ein paar schwere Fälle! Ein dreijähriges Kind mit Verbrennungen dritten Grades. Nach 10 Tagen Pflege hatte es Tetanus! Jeden Tag spritzen wir 3000 E Tetanus-Serum. Wird es davonkommen?

Ein Patient hat einen Leberabszeß durch eine ungepflegte Amöbendysenterie.

Wir haben auch ein paar starke Bronchitisfälle und einen Messerstich-Patienten. Die Arbeit geht nie aus.

18.07.1965: Vorgestern gebar die Frau von Kongarge ihr drittes Mädchen. Es ging sehr gut, und in einer Stunde war alles vorbei!

Dem Mädchen mit Tetanus geht es besser, es wird davonkommen.

Djindi war sehr zufrieden, daß Kaltuma (Kongarges Frau) um 11 Uhr geboren hat, und er sagte: »*Wenn eine Frau gebärt, wenn die Sonne hoch steht, gibt es starke Kinder mit Dickkopf!*«

25.07.1965: Im Kapokbaum, den wir vor Jahren gepflanzt haben, sind mindestens 20 Vogelnester. Es sind Webervögel mit schwarzen Köpflein. Ich habe zwei junge Raben, die ich aufziehe. Welch drollige Kerle!

02.08.1965: Marius mußte in aller Frühe nach Tchalo, um einen Patienten mit Messerstich zu holen. Er sah böse aus. Sein Bauch stand offen, und um die Därme zu halten, hatten sie zwei Kürbisschalen hineingelegt und die Haut mit Dornen zusammengesteckt. Die andere klaffende Wunde am Brustkasten war mit einer alten Sicherheitsnadel zugesteckt. Wir flickten ihn, so gut wir konnten. Sicher überlebt er es, ein Weißer würde daran sterben.

07.08.1965: Heute ist mal wieder ein Tag zum Davonlaufen! Nach Ärger im Garten kommt Uttmann mit einem meiner Rabenkinder an. Der Vogel hatte die Flügel gebrochen und blutet aus dem Schnabel.

Joseph, Asta, Kordot von Salem haben das angerichtet. Ich ließ Koro einen Stock abschneiden, und jedem wurde der Hintern versohlt, dann liefen alle schreiend davon. Das ist auch Mission!

08.08.1965: Kongarge kommt und sagt, der Sultan habe ihn in aller Frühe rufen lassen, denn seine jüngste Frau (er hat drei Frauen) sei vom Teufel gepackt! Kongarge geht hin, die Frau schlägt um sich und wälzt sich am Boden, zerreißt dem Sultan das Gewand usw. Diagnose: Hysterie.

Kongarge verordnet Beruhigungsmittel!

22.08.1965: Ab Kamisse kam gestern von Mongo zurück, wo er bei einem Medizinmann war und sich für seine Epilepsie mit Dämpfen behandeln ließ. Wie entmutigend zu sehen, daß sie von hier fortlaufen und immer wieder dem alten anhängen.

Trotz Regenzeit herrscht Hochbetrieb in der Poliklinik, alle Krankenhütten sind besetzt.

25.08.1965: Seit Monaten haben wir mal wieder Kartoffeln! Aus Versehen. Das Flugzeug der B.T.P.A. vergaß, sie in Bokkoro abzuladen, und so konnten wir sie in Mongo kaufen.

Gestern abend stach sich einer mit seinem Buschmesser in den Bauch. Sie waren auf den Feldern und hatten zuviel getrunken. Plötzlich sagte einer zum andern: »*Wenn du ein Mann bist, so stich dir in den Bauch!*« Er ließ es sich nicht zweimal sagen und stach, und zwar ein tiefes Loch! – Ich durfte ihn pflegen.

29.08.1965: In Korbo werden die Steuern eingezogen: Vier Wachen sind da. Wenn die Leute nicht zahlen wollen, werden sie in die glühende Sonne gebunden und geschlagen. Wo ist die gute alte Zeit? Wie anders war doch alles, als die französische Administration noch da war! Wo steuert Afrika hin? In die Hände des Islams, des Kommunismus? Die Zeit wird es offenbaren...

03.09.1965: Gestern wurden in Bara eine Wache und der Boy des Sous-préfet beim Steuereinzug von den Dangaleat getötet.

05.09.1965: Gestern abend um 23 Uhr starb Dr. A. Schweitzer. Welch ausgefülltes Leben! Wie oft, wenn mir der Mut sank, dachte ich an Dr. Schweitzer, der es 50 Jahre aushielt und bis zum letzten Atemzug für die Schwarzen da war.
»*Das große Geheimnis ist, als unverbrauchter Mensch durchs Leben zu gehen... Das große Wissen ist, mit den Enttäuschungen fertig zu werden!*« Dr. Schweitzer.

13.09.1965: Trotz Pflege starben zwei Säuglinge an Malaria.

23.09.1965: Diese Regenzeit hatten wir sehr viele Ankylostoma Duodenale.

Das Tetanus-Mädchen gesund entlassen.

26.09.1965: Vorgestern kam Georges Ertz (Lehrer in Mukulu) dick, frisch, rosig aus dem Elsaß an. Wie freuten uns die Grüße von daheim! Wie hat man doch so ein ganz anderes Aussehen, wenn man aus der Heimat kommt! Wir sind halt nicht eingewurzelt hier, wir können nur vegetieren, nicht blühen...

14.10.1965: Es regnet noch ein wenig. Einer von meinen zahmen Straußvögeln hat den Ring von Tcherre verschluckt. Kongarge fand ihn wieder im Kot.

17.10.1965: Beim Erledigen der Post fiel eine schwarze Giftschlange von der Decke direkt auf den Schreibtisch. Welch ein Schreck! Marius erschlug sie »heldenhaft« mit einem Stock.

21.10.1965: Eine kleine Abwechslung. Der französische Arzt Dr. Liérre von Mongo aß bei uns zu Mittag.

Die Familie Guiraud aus Nimes sandte uns ein Tonband mit herrlicher Musik: Mozart, Bach, Beethoven, Tschaikowsky! Mama Baar schickte uns Par Avion (per Luftpost) einen guten Kuchen, und ich freute mich schon, am Sonntagmorgen ein Stück davon genießen zu können, doch welche Enttäuschung! Als wir ihn anschnitten, war er ungenießbar. Er war 3 Wochen unterwegs gewesen.

Afrika ist und bleibt das Land der Enttäuschungen...

29.10.1965: Seit fünf Tagen sehen wir jeden Morgen um 4 Uhr einen Kometen. Eine merkwürdige Erscheinung. Die Alten sagen, so etwas haben sie noch nie gesehen. Es sei kein gutes Zeichen, entweder gebe es Krieg oder Hungersnot. (Beides erwies sich später als richtig.)

Ein junger Mann starb an einem Schlangenbiß. Sie brachten ihn reichlich spät, 2 Tage nach dem Biß. Der Arme mußte viel leiden, am dritten Tag wurde er erlöst.

Immer wieder bin ich beeindruckt, wie die Schwarzen den Tod als selbstverständlich hinnehmen. Er gehört zum alltäglichen Leben. Geburt – Tod! Das Wort Leben haben unsere Dangaleat nicht in ihrer Sprache.

Der Anfang eines 20jährigen Krieges

03.11.1965: In letzter Zeit kam ich gar nicht mehr zum Schreiben, es war so allerhand los. Auch der Rundbrief müßte geschrieben werden. Im Garten fressen uns die Heuschrecken alle jungen Pflanzen ab.
100 km von uns gab es Schlägereien: 13 Tote. Darunter ein Député du Ministre de l'Intérieur (Gesandter des Innenministers) und der Chef de Sûreté (Polizeichef).

Es gärt...

Raoul, der Schulleiter von Korbo-Gole, wurde nach Mongo versetzt. Er kam nicht einmal, um sich zu verabschieden. Damals, als seine Frau eine Totgeburt hatte, pflegte ich sie die ganze Nacht...

08.11.1965: Der Komet ist immer noch am Himmel. Diese Woche ging keine Post fort, und keine kam an! Daran sind die Unruhen von Mangalme schuld. Dort gab es 100 Tote. 8 Lastwagen wurden verbrannt.

In der Poliklinik ist es etwas ruhiger. Sie dreschen Hirse, da haben sie keine Zeit, krank zu sein. Ihre Geschwüre eitern weiter, fressen um sich. Wenn sie tief sind bis zum Knochen, dann geht man zur »Madame«, die pflegt das schon!

13.11.1965: Heute gibt es hohen Besuch: Der Préfet von Mongo kommt, um eine Rede zu halten. Unser Sultan kam schon zu uns, um Nescafé, einen Stuhl und eine Bank zu holen.

Der neue Schulleiter kam auch an. Er nennt sich: Monsieur Docteur Robert (Herr Doktor Robert). Kommentar überflüssig!

Die Wüstenrosen blühen, eine Wohltat für meine sich nach Schönem sehnenden Augen.

15.11.1965: Endlich, endlich nach langem Warten Post! Papa ist fest entschlossen, im Februar zu kommen, welche Freude!

Gestern war Marius mit dem Land-Rover voll Gläubigen in Djeleme. Ein Christ aus dem Süden hat dort eine

Arbeit angefangen. Es ist ein kleines Kenga-Dorf, 30 km von hier. Wie erfreulich, daß ein Schwarzer unter seinesgleichen evangelisiert. Das ist eine Seltenheit.

22.11.1965: Da gestern Sonntag war, leisteten wir uns eine kleine Abwechslung. Wir fuhren zu unserem nächsten Nachbarn nach Mukulu. Selimann, unser getreuer Araber-Milchmann, hat mir eine Ziege geschenkt. Unter anderem fragte er Marius, ob die Weißen von Frankreich wieder zurückkommen würden, wenn sich die Araber zusammenschließen und ihnen einen Brief nach Frankreich schreiben würden.

Wir haben Schwierigkeiten mit dem Wasser und graben einen neuen Brunnen.

Die Gläubigen lernen mehr oder weniger fleißig Weihnachtslieder. Alle enden als Negro Spirituals.

1. Advent 1965: Eine Freude, ein Licht in der Finsternis. Unser alter Kenga-Großvater hat sich bekehrt. Nach dem Gottesdienst stand er auf, ging nach vorn und sagte:
»Ich will nun auch den Weg mit Jesus gehen; was ihr gelassen habt, kann auch ich lassen.«

In der Poliklinik pflegen wir momentan viele, die von den Bäumen gestürzt sind, unter anderem eine Oberschenkelfraktur. Sie klettern auf die Bäume, um Blätter für ihre Saucen zu holen.

Jeden Morgen in aller Frühe geht unser Ambukay (Taubstummer) mit dem treuen Esel weg, um an dem vier Kilometer entfernten Brunnen Trinkwasser zu holen.

In Mangalme gab es wieder Unruhen. Sie möchten, daß die Weißen wiederkommen.

12.12.1965: Gestern nachmittag kam die ganze Familie Barbezat (Missionare aus Mongo) mit Kind und Kegel hier an. Durchreise nach Fort-Lamy.

4. Advent 1965: Marius malt Papayafrüchte in Ölfarbe.

Man kommt so gar nicht in Weihnachtsstimmung, obwohl uns die beiden Eltern und Freunde Weihnachtspäckchen senden, sogar mit Tannenzweiglein. Wir haben große Freude daran, daß so viele in Liebe an uns denken. Das gibt Kraft zum Durchhalten.

Weihnachten 1965: »Welt ging verloren, Christ ist geboren, freue dich, freue dich, o Christenheit.«

Auch im verlorenen Korbo dürfen sich die Christen freuen. Sie sangen die ganze Nacht hindurch, und als wir heute morgen aufwachten, sangen sie immer noch. Die Kapelle war vollgestopft. Heute mittag ist Kinderbescherung, eine riesige Freude wird es sein.

01.01.1966: Ein Jahr der Gnade und Treue des Herrn ist dahin. Über Bitten und Verstehen hat der himmlische Vater geholfen!

Am 29. Dezember morgens, als wir gerade beim Kaffeetrinken saßen, kam der kleine Bruno von Bundi an und rief: »Tal Ami Uelet Kalas!« (»Komm, Mutter hat geboren!«)

Alles war gut gegangen; die Kleine schaut munter drein. Am 30. Dezember waren wir in Mukulu bei der Zusammenkunft aller Missionare der weiten Guera-Gegend.

In Korbo ist ein ganzes Viertel niedergebrannt.

In der Gegend von Ati gab es bei einem Aufstand 250 Tote. Es brodelt und brodelt. Die Alten haben recht, der Komet kündigte Krieg an.

06.01.1966: Alles nimmt nach den Festtagen wieder seinen gewohnten Gang. Lesestunden, Strickstunden, Kinderstunden, Bibelstunden, Singstunden und für die Krankenpfleger Anatomie, Hygiene, Labor usw...

Die Krankenhütten müssen neu gedeckt werden, und neue müssen angefertigt werden.

Zur Zeit haben wir schreckliche Verletzungen. Wenn die Dangaleat ihre Hirse auf den Feldern ernten, kommen die Araber, um sie zu berauben. Das endet immer mit Messer- und Lanzenstechereien. Bei einem Patienten drang die Lanze auf der einen Seite der Wirbelsäule in die Lendengegend ein und auf der anderen Seite heraus. Es waren zwei große blutende Wunden und ein schrecklicher Bluterguß. Kongarge sagte mir: *»Tu sais,*

»il a toutes les côtelettes abîmées« (»Weißt du, seine Rippen sind alle kaputt.«)

Im Moment ist die Saison der Furunkeln bei Mensch und Tier angebrochen.

17.01.1966: Von Lydia Bertschi aus der Schweiz kam ein ganzer Berg Pakete mit Medikamenten und Lebensmitteln an. Wir freuen uns über den Nachschub. Lydia ist eine ganz treue Mitarbeiterin.

20.01.1966: Ich bin aufs Knie gestürzt, habe ziemliche Schmerzen und Zeit, die viele Post zu erledigen. Ich habe vergangenes Jahr 693 Briefe geschrieben.

23.01.1966: Psalm 68,20:

»Gelobt sei der Herr Tag für Tag.
Uns trägt der Gott, der unsere Hilfe ist.«

5. Mose 20, 3,4: *»Euer Herz verzage nicht, denn der Herr, euer Gott, geht mit euch.«*

26.01.1966: Marius ist mit dem Pferd auf Rundreise. Übermorgen fahren wir beide nach Fort-Lamy. Der Koffer mit Schlafzeug ist gepackt und auch die Proviantbox. – Papa will ja kommen.

Morgen muß ich noch die Löhne ausbezahlen und jetzt noch den Monatsabschluß der Poliklinik für den Arzt von Mongo schreiben.

Heute nacht hat sich ein Betrunkener zweimal in den Bauch gestochen. Nur, daß ich nicht arbeitslos werde! Eine Frau hat ihren Mann totgestochen. Spät in der Nacht kam noch einer mit mehreren Kopfverletzungen.

Das Trinken ist schon eine Teufelsmacht!

30.01.1966: Gut sind wir in Fort-Lamy gelandet, wo wir bei der Deutschen Botschaft Unterkunft fanden. Hier sind noch zwei Weiße. Siegfried, welcher 7 Jahre bei Dr. Schweitzer gearbeitet hat, kam mit dem Fahrrad von Alaska nach Lambarene und von dort hierher. Er ist ein netter, junger Mensch. Dann ist noch ein verkommener Weißer hier, der schon im Gefängnis saß und nun von der Deutschen Botschaft nach Deutschland ausgewiesen wurde. Er sagte mir: »*Wenn ich heimkomme, habe ich keinen Menschen.*« Habe ihnen beiden ein gutes Frühstück gemacht. Sie hatten Freude.

06.02.1966: Welch ein Ereignis, Papa ist bei uns in Korbo! Für Vater ist es eine Freude, alle und all das zu sehen, wofür er arbeitete. Mama wäre ja zu gerne mit dabeigewesen, aber ihre Gesundheit erlaubt es ihr nicht.

13.02.1966: Mit Papa waren wir in Zakuma und sahen viele Tiere. Ein schöner Naturschutzpark. Wir aßen bei Herrn und Frau Anna, die sich mit diesem Park viel Mühe geben. Herr Anna ist noch einer aus der guten, alten Zeit, mit dem man vernünftig reden kann. Ihr schwarzer Boy, ein Kameruner, sagte mir:
»Ich bin schon 12 Jahre protestantisch, doch habe ich alles wieder verloren. Bitte sende mir eine Bibel!«

16.02.1966: In der Poliklinik läuft wieder manches. Zuerst hat die Frau von Karim geboren. Dann kam einer mit einer arteriellen Blutung: In hohem Bogen pulste das Blut heraus. Der Unfall geschah, weil er nicht mit einem Kenga zu gleicher Zeit die Hand in die Schüssel mit Sauce tunken wollte, und ohne weiteres schnitt ihm der andere den Unterarm und die Schlagader auf. Dann kam ein Araber mit Dysenterie, welchem der Dorfschmied mit glühendem Eisen den Anus ausgebrannt hatte, um den Durchfall zu stoppen. Schließlich eine Frau, die vor 5 Tagen geboren hatte und nun Tetanus hat.

02.03.1966: Die Tetanus-Patientin ist gestorben. Der Säugling wird von der Großmutter aufgezogen. Wir liefern Flasche und Milch.

Ein wohlverdienter Urlaub

21.03.1966: Mit Papa fliegen wir in den Urlaub heim.
Eine angenehme Reise liegt hinter uns, und wohlbehalten landen wir alle drei in Entzheim. Der Herr hat viel Gnade geschenkt. Alles ging gut. Am Flugplatz waren: Mama Baar, Jeanne, Dany, Christiane, Familie Heuss-

ner, Familie Kapp, die beiden Familien Riff, Familie Franck, nur meine Mama fehlte. Die Arme lag in der Bethesda-Klinik wegen ihrer Zuckerkrankheit.

Es ist etwas Wunderbares um das Verbundensein mit den lieben Freunden.

14.06.1966: Die Nachrichten aus Korbo sind gut. Die Gläubigen arbeiten tüchtig weiter. — Wir sind viel unterwegs auf Missionstournee und freuen uns sehr, alle Freunde wiederzusehen: die Arbeit in Korbo ist auch die ihre.

Rückreise in die Ungewißheit

23.02.1968: Wir sind mal wieder in Marseille. Der Trennungsschmerz liegt hinter uns. Es regnet in Strömen, im sonnigen Süden sogar bis ins Hotelzimmer. Ab und zu hört man von unserem Zimmer aus ein »Plutsch«, dann werfen sie einfach ein Paket mit Abfall in den Hinterhof.

29.02.1968: Schon auf hoher See! M. Guiraud aus Nimes kam noch eigens nach Marseille, um uns aufs Schiff zu begleiten. Eine treue Seele mit großem Missionseifer.

08.03.1968: Unbarmherzig fährt die »S/S Mermoz« der Hitze entgegen. Es wird immer heißer!

16.03.1968: Wir sind wieder in Duala auf der Missionsstation. Welche Freude, den jungen Dr. Spindler aus Goxwiller und seine Frau zu treffen, die gerade auf der Durchreise sind.

18.03.1968: Dunkle, erdrückende Wolken über Duala. Dunkle, schwere Wolken über ganz Afrika. In Brazza haben sie 12 junge weiße technische Assistenten an die Wand gestellt und erschossen.

21.03.1968: Morgen verlassen wir Duala mit der Air Cameroun. Es wird eine lange Reise werden, da das Flugzeug überall haltmacht. In Yaunde, N'Gaundere, Garua, Maroua ...

Wir haben einen kleinen Abendspaziergang in Duala gemacht. Alles war voller Prostituierter! An einem klei-

nen Platz bei der Texaco-Benzinstation standen alleine elf! Es sollen hier die billigsten Mädchen von der ganzen Küste sein.
Daß man überhaupt so etwas zuläßt...

23.03.1968: Gestern abend 18 Uhr sind wir wohlbehalten in Fort-Lamy angekommen. Es wurde immer wärmer, je mehr wir nach dem Norden kamen. Auf dem Hochplateau in Yaounde war es herrlich, so angenehm wie im Elsaß.
Die Piloten der Air Cameroun waren sehr sympathisch, wir durften zu ihnen in das Cockpit, und über Wasa flogen sie so tief, daß wir Giraffen, Gazellen, Antilopen sahen.

Hier wohnen wir auf der Missionsstation, nach außen ist nichts verändert, doch der Schein trügt. Alles ist vernachlässigt, es tut einem weh, wenn man es von früher kannte.
Im Spital von Lamy sind schreckliche Zustände. Während die Patienten im Operationsraum sind, werden ihnen Geld, Uhren, Brillen etc... von den einheimischen Krankenpflegern gestohlen. Die Aufsicht der Weißen fehlt.
Die Rebellen treiben immer noch ihren Unfug. Lastwagen werden verbrannt, Menschen getötet... Die Nachrichten vom Gera sind schlecht, die wenigen Weißen, die noch dort sind, werden zurückgerufen, die Missionare bleiben noch. Die Rebellen sind gut organisiert, besitzen Funk, Autos, automatische Waffen, Uniformen mit roten Bändern am Arm.

24.03.1968: Im Gottesdienst muß man sich zuerst wieder an die afrikanischen Gesänge gewöhnen. Schön ist es gerade nicht, und es fällt mir wieder ein, daß Dr. Olley oft sagte: *»Gut, daß alles gereinigt wird, bis es in den Himmel kommt!«* Das lange Warten in Lamy, bis unser Gepäck beim Zoll abgefertigt ist, ist sehr mühsam. Jeden Tag gehen wir dorthin, aber es geschieht nichts. Der »Directeur de Santé« (»Direktor für das Gesundheitswesen«), welcher die Genehmigung zur Einfuhr der Medikamente geben muß, irgendein arabischer Al Hadj, hat keine blasse Ahnung von Medizin und Pharmakologie!

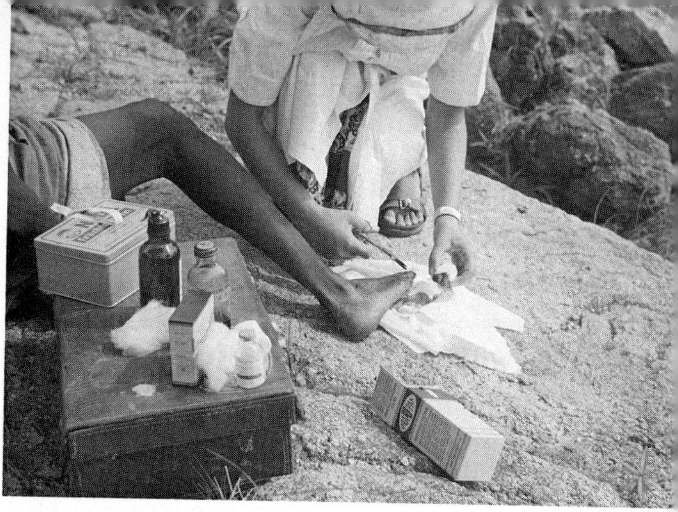

Zehenamputation
(siehe Seite 112)

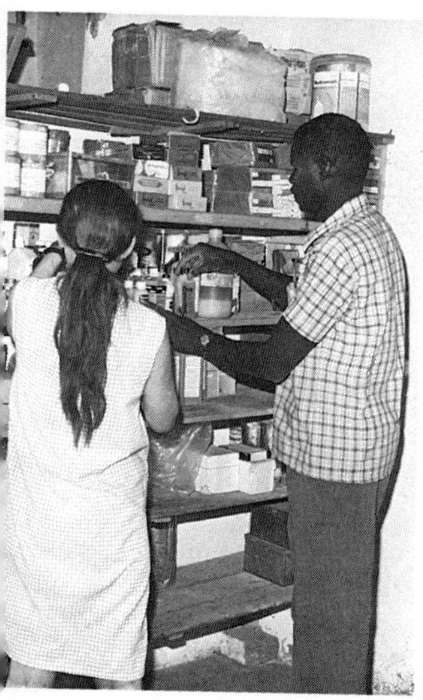

'n der Apotheke
siehe Seite 153)

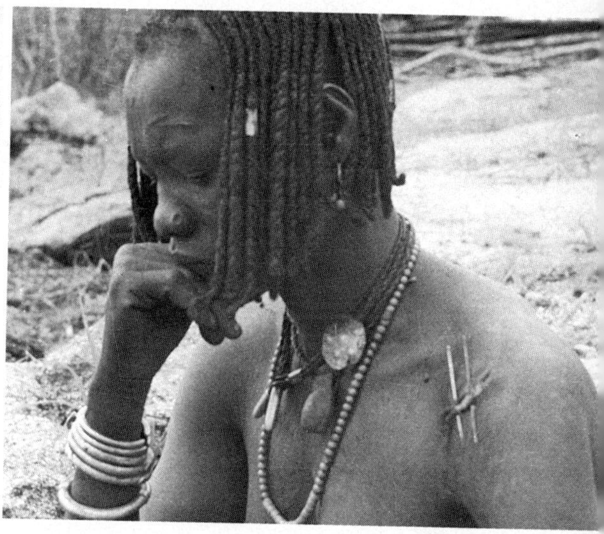

Afrikanische Wundversorgung. Die klaffende Wunde wird mit Dornen zusammengehalten
(siehe Seite 147)

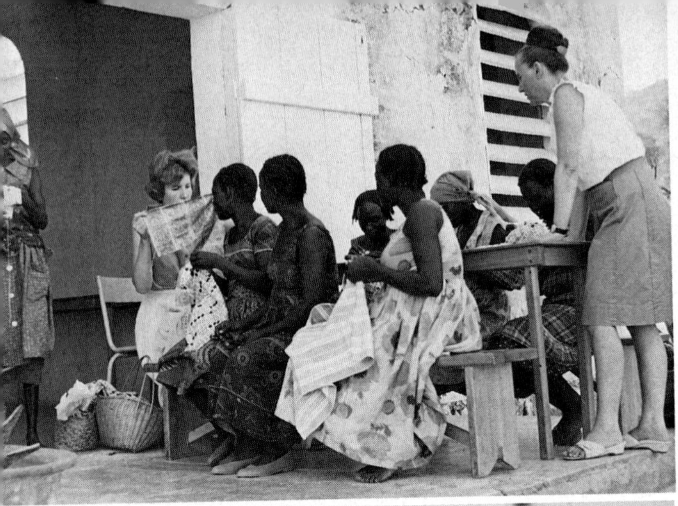

Schwester Rose-Marie Zimmermann gibt Nähstunde (siehe Seite 136)

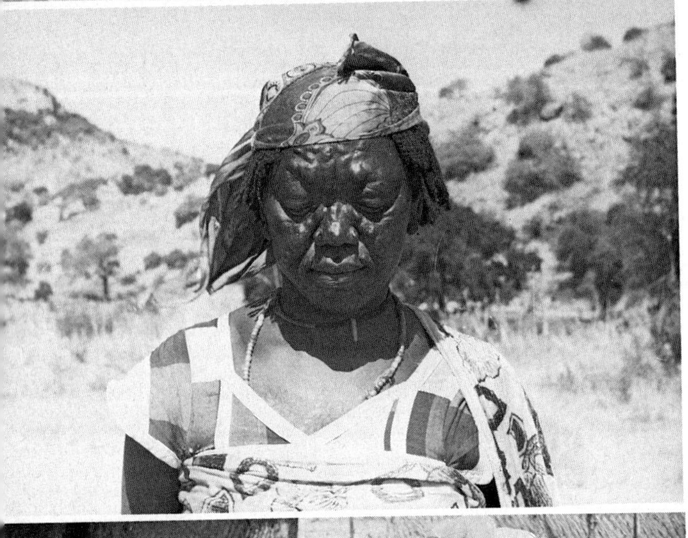

Eine Aussätzige (siehe Seite 176)

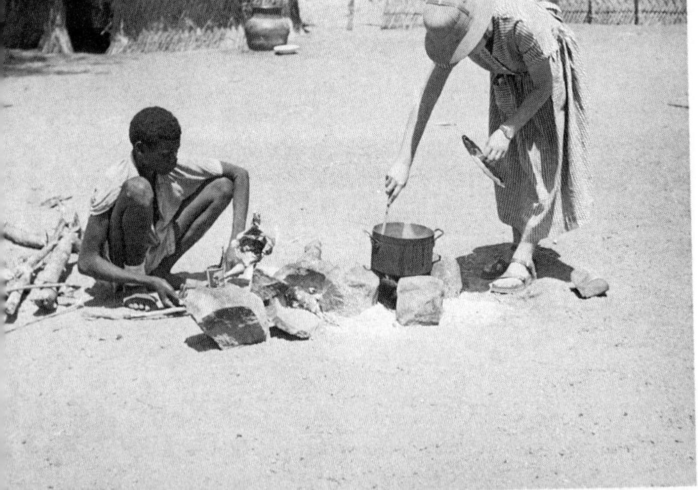

Beim Kochen mit Kongarge (Djenda) (siehe Seite 49)

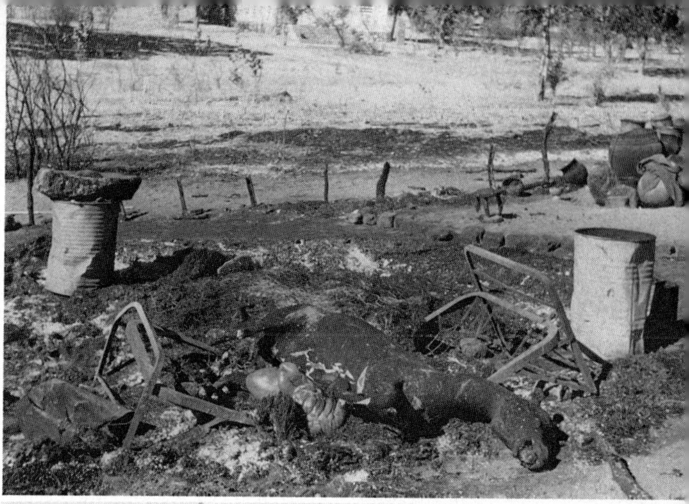

Nach dem „Besuch" der Rebellen verbrannte Hütte mit totem Pferd in Salene
(siehe Seite 101)

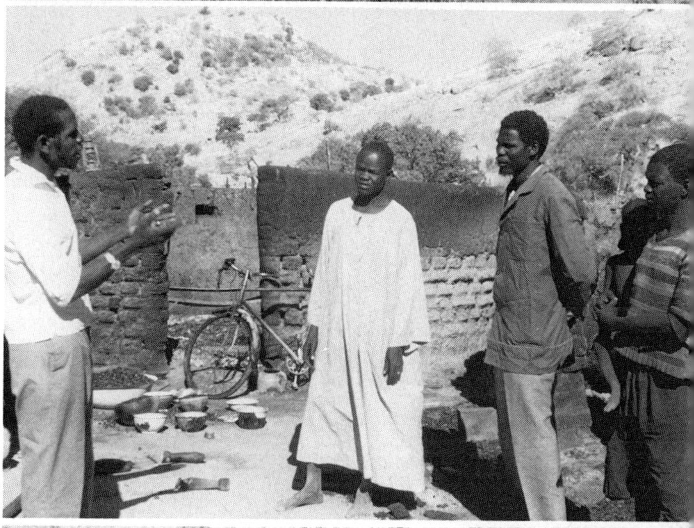

Bundi, Koro, Konrarge und Offo in einer Besprechung nach der Zerstörung von Salem
(siehe Seite 101)

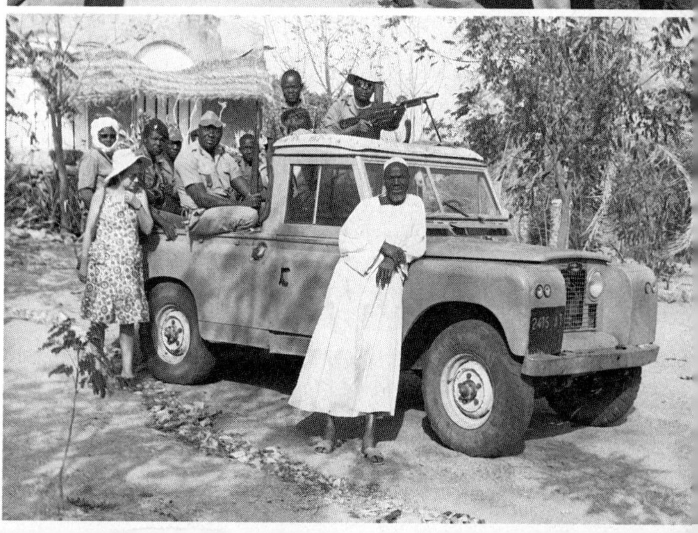

n Begleitung von Tschad-Soldaten pendeln wir täglich zwischen Bitkine und Korbo hin und her
siehe Seite 163)

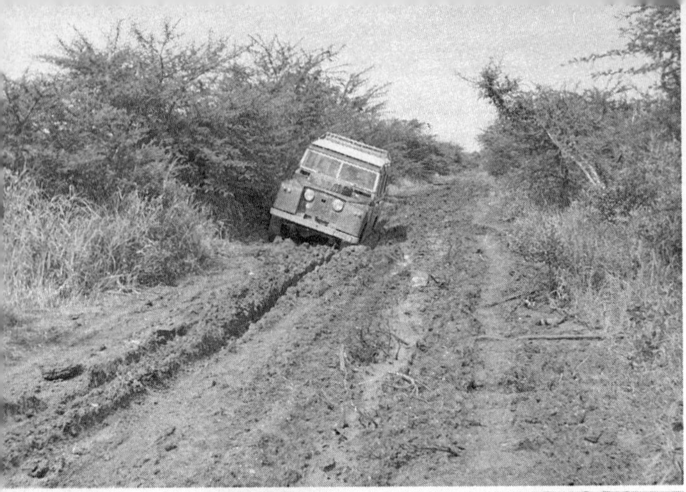

Unsere „Hauptstraße“ während der Regenzeit (siehe Seite 179)

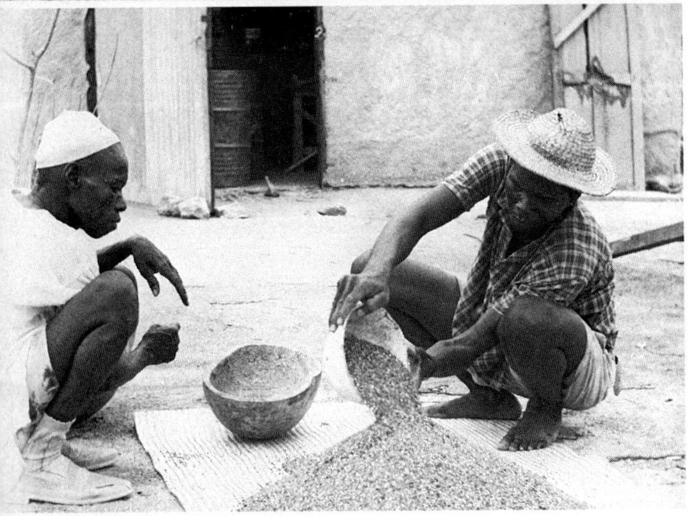

Kongarge kauft jedes Jahr nach der Regenzeit Hirse ein, um sie an die Kranken und Hungernden zu verteilen (siehe Seite 179)

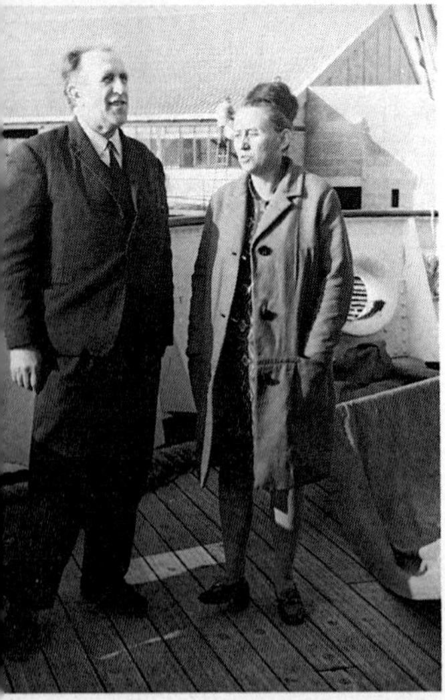

Herr und Frau Guiraud aus Nimes begleiten uns auf das Schiff in Marseille
Er schreibt in einem seiner letzten Briefe Mai 1985: „Noch gerne denke ich an jene Tage zurück, wo ich die Botschafter Jesu Christi aufs Schiff begleiten durfte . . .“ (siehe Seite 139)

Unter anderem sagt er, er wisse nicht, ob unsere Poliklinik in Korbo berechtigt sei, Medikamente auszugeben. Und dies, obwohl wir bis zu 300 Kranke pflegen am Tag und schon 15 Jahre die Erlaubnis zum Pflegen haben!

Jetzt essen wir bei M. Riegler zu Mittag. Er bringt unsere sinkende Stimmung wieder auf die Höhe! Ein charmanter echter Wiener. Zu jeder Zeit hilfsbereit, ein Jude, von dem mancher Christ und Missionar lernen könnte.

03.04.1968: Ein trostloses Land... trostlos die Zukunft, trostlos für uns Missionare, trostlos für das arme Volk in der Steppe... Trostlos, trostlos, trostlos...

Die Mentalität in Lamy ist ekelhaft... Immer wieder spürt man, daß der Weiße unerwünscht ist. Unsere Kisten sind immer noch am Zoll! Früher war es eine Angelegenheit von 2 Tagen. Die Franzosen kamen uns immer freundlich entgegen.

Wir haben auch noch keine Bewilligung für die Reise in den Gera.

10.04.1968: Immer noch Laufereien wegen des Gepäcks. Dazu haben wir Brech-Durchfall. Das ist der Tschad: Hitze und Dreck bringen einen unter den Boden.

Am schönsten ist es abends am Chari. Die Pirogen schleichen leise und sachte dahin, die Sonne geht in glühendem Rot unter. Die Schwarzen bei uns in Korbo sagen: *»Die Leute, die am Meer wohnen, haben es gut, die brauchen nie Wasser zu kochen, jeden Abend, wenn die Sonne im Meer versinkt, wird das Wasser siedend heiß.«*

Der arabische Faki macht zur Zeit Amulette, die vor den Rebellenschüssen schützen sollen. Er sagte zu einem: *»Wir werden die Amulette ausprobieren und sie einem Huhn anhängen, und du schießt auf das Huhn.«* Gesagt — getan. Er schießt auf das Huhn, welches gackernd davonspringt! Einem zweiten Huhn werden die Amulette umgebunden, dann wird geschossen, das Huhn springt davon. Nun hängt der Faki voller Vertrauen sich selber die Amulette um und befiehlt dem anderen: *»Schieß!«* Der andere schießt. Der Faki fällt tot um.

Gelernt haben sie dabei nichts, die Amulette werden weiter umgehängt, und es wird daran geglaubt.

Ostern 1968: Endlich, endlich ist unser Gepäck aus dem Zoll und auf einem Lastwagen unterwegs nach Korbo.

Wir haben beide 39° Fieber, und diese Hitze! Man schwitzt, stöhnt, hat das Gefühl, innerlich zu kochen und bald einmal zu zerplatzen wie ein Dampfkochtopf!

Heute nacht bekam ich 31 Wanzenstiche! Wie ich Afrika vor 17 Jahren antraf, habe ich es geliebt. Das heutige Afrika ist mir fremd. Alles hier in der Stadt ist Fassade, welche eines schönen Tages wie ein Kartenhaus zusammenfallen wird. Der Afrikaner muß Afrikaner bleiben, ein Naturkind, kein aufgeblasener Emporkömmling, der im Büro sitzt und, wenn man ihm sagt: »*Vous savez, M. Flouest, le Directeur de l'École de Mongo est décédé*«, einem zur Antwort gibt: »*Merde alors!*« (»Wissen Sie schon, daß M. Flouest, der Schuldirektor von Mongo, gestorben ist?« einem zur Antwort gibt: 'Merde alors! (Scheiße!)«

22.04.1968: Gut in Korbo angekommen. Ich bin froh, aus der Stadt heraus zu sein. Alle haben große Freude, unsere schwarzen Freunde und auch wir. Djindi sagte: »*Jetzt wird das Land wieder anders, wenn ihr hier seid.*«

Die Begrüßungen nehmen kein Ende: Hattap, der Sultan, und sein ganzes Gefolge, Junus, Selimann, das halbe Araberdorf, alte Patienten, Blinde usw... Ich bin durch Salem gegangen und habe mit den Gläubigen Tee getrunken.

25.04.1968: 31° abends um 10 Uhr.

Die Kisten werden so langsam leer.

Scheni hat auf unserer Terrasse eine kleine Eidechse getötet. Sie soll giftig sein. Als wir ihn fragten, warum er sie getötet habe, sagte er: »*Diese beißen zwar nur die Pferde, und wenn sie das Pferd gebissen haben, macht es Stuhlgang wie ein Mensch.*«

Ein Kind fiel ins Feuer, es war am ganzen Körper verbrannt. Das gibt viel Arbeit zum Pflegen.

Koro ist der alte gute Treue! Er arbeitet gut im Haushalt, und nichts ist ihm zuviel. Er ginge durchs Feuer für Marius und mich.

30.04.1968: Die Frau von Selimann stirbt nach 4 Tagen Pflege an Tetanus.

Wadday, ein ehemaliger Araber-Patient aus Bitkine, brachte heute Papaya, Zwiebeln und ein paar Mangofrüchte. Es freute mich sehr.

Nachts heiße Winde, ab und zu einige Tropfen Regen.

04.05.1968: Djindi sagte gestern: »*Wenn ihr wieder heimgeht, so komme ich mit, ich will bei euch sterben, denn bei euch ist Gott.*« Er sagte auch, seit wir wieder hier seien, gehe es ihm besser, die Knochen schmerzten nicht mehr so, und die Augen sähen wieder. Was doch der Glaube nicht alles vermag! Djindi ist laut unserer Rechnung bald 80 Jahre alt, eine Seltenheit und Ausnahme hier. Doch ich glaube, wenn er nicht ganz bei uns lebte, wäre er schon begraben.

Noch 6 Kisten sind auszupacken. Wenn es nur nicht so heiß wäre!

07.05.1968: Selimann, der Moslem, nimmt den Tod seiner Frau ergeben an. Er sagt: »*Es kommt von Allah. Soll ich mit Allah kämpfen?*« Ich muß diese Ergebenheit in den Willen Allahs bewundern.

09.05.1968: Herr, mein Gott, ich brauche dich mehr denn je! Gib mir Deine Kraft, Deine Liebe, Dein Vertrauen, Deine Geduld, Deine Freude in mein Herz!

10.05.1968: Der Besuch von Dr. Seymour in der Poliklinik verlief sehr gut. Er ist ein richtiger entspannter Amerikaner. Jedes dritte Wort von ihm ist: »*Mon vieux!* (Mein Alter!)«

Viele schwere Fälle haben wir zur Zeit nicht, ein Trachom und eine unerklärliche Augenkrankheit.

12.05.1968: Unausstehlich heiß. In kleinen Bächlein rinnt der Schweiß an mir herunter. Sogar die Schwarzen klagen.

Marius hat in Bitkine Gottesdienst gehalten.

In der Poliklinik sortiere ich Medikamente und erkläre Kongarge die neuen Mittel. Er jammert ab und zu und sagt: »*Warum machen die Weißen immer wieder neue Medikamente, die alten sind doch so gut!*«

Sonntagmorgen in Korbo: Um 9 Uhr 30 läutet Koro die Schweizer Kuhglocken, welche am Kirchenturm hängen... Es wird angefangen zu singen:

Tschadarabisch, Dangaleat, Kenga, Französisch... Noch immer zotteln einzelne herbei, Frauen, Kinder, Junge, Alte, Blinde, Kranke... Ein buntes Gemisch... Es hat Hunderte von Fliegen, und Koro läuft mit einem Insektenvertilgungsmittel herum, um wenigstens einige zu vernichten, denn überm Singen kommt's vor, daß man eine verschluckt. Doch bei jeder neuen Ankunft von Schwarzen kommt wieder ein ganzer Schwarm mit herein. Bei den Kindern sind Augen, Mund, Nase schwarz von Fliegen. Bald ist es 10 Uhr, es wird immer noch gesungen, doch der letzte wird bald da sein. Eine Mutter nimmt die Brust heraus, um ihren Säugling zu stillen, ein anderer kriecht am Boden herum...

Endlich tritt ein wenig Ruhe ein. Kongarge betet und beginnt mit der Botschaft in Tschadarabisch, Tcherre übersetzt es ins Dangaleat.

Es ist nicht so heiß, heute nacht hat es geregnet.

Einige hören aufmerksam zu, andere sind abwesend, einige Frauen spielen mit ihren Kindern, ab und zu wird eine dick laufende Nase mit den Fingern geputzt.

Armspangen klingen, Schuhe stehen kreuz und quer im Durchgang, auf der Altardecke leuchtet groß auf: Dieu est Amour! (Gott ist Liebe!)

Ja, Gott ist Liebe, er liebt auch diese Menschen, die Ärmsten unter den Armen. Er gab seinen Sohn auch für sie dahin, und so ist auch dieser Gottesdienst nicht umsonst, wenn auch die Andacht bei uns zu Hause fehlt...!

13.05.1968: »In jeder Nacht, die mich bedroht, ist immer noch dein Stern erschienen. Und fordert es, Herr dein Gebot, so naht dein Engel, mir zu dienen. In welchen Nöten ich mich fand, du hast dein starkes Wort gesandt.«

Jochen Klepper

14.05.1968: Djindi fragt mich: »*Mutter, trinkt ihr am Sonntag kein Wasser?*» Worauf ich erwidere: »*Doch!*« Dann sagt er: »*Trinken die Christen von Salem kein Wasser am Sonntag?*« »*Doch.*« »*Nun also*«, antwortet Djindi: »*So haben die Schweine am Sonntag auch Wasser zugut. Die Christen haben einen schwarzen Bauch (Herz), sonst würden sie den Schweinen zu trinken geben!*«

16.05.1968: Wir können noch frei arbeiten. Gottlob haben uns bis jetzt die Rebellen verschont.

Heute nacht hatten wir nur 24°. Man kann wieder schlafen!

In der Poliklinik wird neu geweißt. Das ist wieder nötig, denn die Patienten schmieren ihre Hände an die Wände. Sie wissen, daß sie es nicht tun dürfen, doch kaum hat man ihnen den Rücken gekehrt, tun sie es doch!

Letzte nacht brüllte anhaltend der Panther. Djindi sagte: »*Das bedeutet, daß jemand Großes stirbt.*«

Einige Rebellen waren in Tchalo (Nachbardorf) und haben dem Häuptling verboten, Steuern einzuziehen.

22.05.1968: Selimann vom Araberdorf hat mir eine schöne Ziege gebracht. Meine Menagerie wird größer: zwei Gazellen, Hühner und Enten, ein Affe, ein junger Strauß, nun noch die Ziege. Mit den Tieren erlebe ich die größten Freuden. Sie bleiben immer gleich, sind anhänglich, dankbar und gut.

23.05.1968: Sehr viel Arbeit in der Poliklinik, und die Zeit eilt nur so dahin.

Ganz plötzlich und unerwartet starb die zweijährige Monique von Koro. Es ist schon das vierte Kind von Koro, das er verliert. Für mich ein Rätsel. Ich weiß nicht, woran diese Kinder sterben. Kongarge hatte eine gute Beerdigungspredigt, alle Christen fühlten mit.

27.05.1968: Herrliches Naß fällt vom schweren, drückenden Himmel. Meine Enten watscheln freudig im Wasser herum, das ist ihr Wetter! Wir waren in Bitkine, alte Freunde besuchen: Faki Issen, Assan, Waidai, Abdramann. Es sind alle strenggläubige Moslems.

31.05.1968: Unser Berg brennt ab.

Unsere Korbo haben ihr Totenfest. Wenn es dunkel wird, gehen die Margai-Priester mit Tamtam und Trompeten den Berg hinauf. Plötzlich lassen sie alles fallen und springen davon, denn die Toten kommen heraus und spazieren herum. Auch stellen sie hinter die Hütten Hirsekugeln mit Fleischsauce hin, damit die Toten essen können. Nun, so geht es wenigstens einmal im Jahr den armen, ausgehungerten Hunden gut!

Es ist einsam, wir haben keine Post.

Koro läßt die Pfanne mit 10 Eiern fallen. Ich hatte sie mühsam von meinen Hühnern zusammengespart.

04.06.1968: Wir hatten Besuch. Der russische Arzt von Mongo. Komische, verschlossene Menschen, diese Russen.

Bei Umhadjer wurden 4 Lastwagen von den Rebellen angezündet. 50 Tote in der Gegend von Melfi. In Mongo nahmen die Rebellen der Wachtruppe die Gewehre weg.

Unser Sultan zieht die Steuern ein. Immer wieder fragt er uns: »*Wann kommen die Weißen wieder?*« Er sagt auch: »*Es ist eine böse Sache für mich, vorn die Regierung, hinten das Feuer der Rebellen, was tun?*«

Ein zweijähriges Araberkind starb an Tetanus.

13.06.1968: Die Fliegen schwirren nur so um einen herum. Wie in einem Bienenhaus. Eine wahre Plage beim Pflegen.

Die Termiten sind auch schon ausgeflogen. Leckerbissen für unsere Schwarzen. Mir selber schmecken sie nicht, sie sind so furchtbar fett.

Der Sultan kam, um uns zu warnen. Wir sollten nachts wegen der Rebellen nicht mehr hinausgehen.

19.06.1968: Die Rebellen sind im Vormarsch: Bei Abtouyour 6 Lastwagen verbrannt. 4 Tote.

01.07.1968: Mit Haggar mußte ich zünftig schimpfen. Seine Frau kam mit dem Kleinen. Diagnose: Malaria. Kongarge spritzte ein gutes Malariamittel, und am andern Tag ging es dem Kind wieder gut. Doch die Mutter war nicht zufrieden. Sie sagte: *»Dem Kind muß der Schmied das Halszäpfchen herausreißen!«* Haggar ist auch der gleichen Meinung. Dabei ist er ein zivilisierter Lehrer!

02.07.1968: Es ist schrecklich! Die Rebellen waren in Mukulu und haben Ramadan, den Sohn des Sultans, getötet.

Unsere kleine Kuhherde wurde gestohlen.

05.07.1968: Die Ereignisse überstürzen sich. Die Rebellen haben die Missionsstation von Mukulu überfallen. Der Führer war ein Sudanese. Er drohte mit den Worten: *»Wenn wir wiederkommen und Missionare finden, werden sie getötet.«*

Gestern kam eine Frau. Sie hatte sich mit ihrem Mann gestritten. Dabei versetzte er ihr einen Beilhieb, und mit klaffender Wunde am Hinterkopf kam sie zu uns. Kamis hat rasiert, desinfiziert, und als ich nähen wollte, nachdem ich eine Lokalanästhesie gemacht hatte, gab es großes Geschrei. Sie will Dornen gesteckt haben wie beim Dorfschmied. Alles Zureden nützte nichts, sie ging wieder fort mit ihrer offenen Wunde.

09.07.1968: Es ist unglaublich, wie schnell sich die Ereignisse folgen! Seit Sonntagnachmittag sind wir in Fort-Lamy und wohnen bei unserem guten Freund M. Riegler. Er nahm uns liebevoll auf, stellte sein Bett in den Hof und gab uns sein Schlafzimmer. Auf den Missionsstationen in Lamy war nirgends Platz für uns. Schweren Herzens hatten wir Korbo auf Befehl des »Sous-préfet« von Bitkine verlassen. Es war ein gräßlicher Sonntagmorgen. Packen, auf Wiedersehen sagen, den Ältesten die letzten Anweisungen geben, die guten Tiere zurücklassen. Unser guter Esel ging nicht mehr von uns weg. Koro machte ein so trauriges Gesicht wie bei einem Begräbnis. Ich kam mir vor wie eine Mutter, die wegzieht und ihre Kinder zurücklassen muß. Was wird aus meinen schwerkranken hospitalisierten Patienten, meinen hospitalisierten Pferden werden? Am Sonntag hat mich das Pferd von Brahim noch liebevoll abgeschnuppert.

Was wird aus meinem TBC-Kranken? Was wird aus allen? Fragen, nichts als Fragen, die einen nicht loslassen!

Hier in Lamy ist bei den Behörden eine ekelhafte Anti-Weiß-Stimmung.

11.07.1968: Soeben kommen wir von einem Besuch bei dem katholischen Monseigneur Dalme zurück. Ein offener, weitsichtiger Mensch. Peinliche Ordnung und Sauberkeit! Ich schäme mich, wenn ich an die Unordnung mancher unserer Missionare denke.

13.07.1968: M. Riegler ist sehr nett zu uns. Jeden Mittag bringt er etwas mit, um uns eine Freude zu machen. Solche Menschen sind Sonnenstrahlen im dunklen Alltag! Marius sagte gestern zu M. Riegler: *»Sie sind der beste Christ von ganz Fort-Lamy!«* (M. Riegler ist Jude.)

17.07.1968: Gestern waren wir mit dem Flugzeug der MAF in Korbo! Langsam gewöhne ich mich ans Fliegen! Wir kreisten zuerst über der Station, und gleich kam Bundi mit dem Moped an in seiner weißen Schürze und mit dem Op-Käppli! Es war wirklich erfreulich, sie an der Arbeit anzutreffen, denn wir kamen unangemeldet. In der Poliklinik herrschte Sauberkeit und Ordnung. Kaum hatte ich sie betreten, war ich von Patienten umringt. Die Tiere sind auch alle wohlauf. Plumo (Siamesische Katze) miaute anhaltend. Alle meinten, wir kämen wieder zurück. Sogar Karim, der nie lächelte, verzog seinen Mund und lachte. Djindi bat uns zu bleiben. Doch leider durften wir das nicht. Wir konnten mit den Christen beten und sie aufmuntern, durchzuhalten. Dann flogen wir weiter nach Mongo.

24.07.1968: Unglaublich, aber wahr! Morgen früh um 4 Uhr fliegen wir heim ins Elsaß. Die Situation wird doch nicht besser, im Gegenteil! Heute mittag werden wir von dem Präsidenten Tombalbaye erwartet, um mit ihm über die Situation des Gera zu reden.

Zwangsurlaub

25.07.1968: Ich schreibe in 10 000 m Höhe bei 950 km Stundengeschwindigkeit zwischen Tripoli und Paris. Alles kommt mir noch wie ein böser Traum vor. Sind solche raschen Sprünge gut?

Tripoli ist sehr unsympathisch. Wir mußten die Pässe abgeben und wurden eingesperrt. Als ich ein wenig Luft schnappen wollte, kam gleich ein Polizist mit Maschinengewehr und hieß mich zurücktreten.

Gestern Punkt 12 Uhr hatten wir also die berühmte Unterredung mit dem Präsidenten. Er erwartete uns in seiner Privatresidenz. Er thronte in der Mitte seines schönen Salons, das Pantherkäppi auf dem Haupt, einen geschnitzten Stock am Fauteuil. Es war alles sauber. Einige schöne Bilder, darunter zwei Kupferstiche von Marius. Es wurde uns ein Sirup serviert, Tombalbaye trank Whisky. Pater Arnaud aus dem Gera und Walter Uttermann waren auch dabei. Er hörte unsere Schilderungen von den Rebellen an und sagte: »*Ich bitte euch, sprecht nicht von Rebellen, das sind sie nicht, es sind nur Banditen. Ich schicke meinen Minister Adum Tcherre ins Gera-Gebiet, und in 3 Wochen ist alles wieder in Ordnung!*«

Aus den 3 Wochen sind inzwischen 17 Jahre geworden, und noch ist kein Ende zu erkennen.

Wir werden sehen. Im Moment überfliegen wir Sizilien, und so Gott will, sind wir in anderthalb Stunden in Paris.

28.07.1968: Wir sitzen gemütlich in Eichhoffen in unserem schönen Garten. Ein herrliches Lüftlein weht. Welch ein Unterschied gegenüber dem Tschad, ein kleines Paradies im Vergleich! »*Kein Wunder*«, sagten unsere Araber in Korbo immer zu uns: »*Ihr Weiße braucht nicht mehr ins Paradies, ihr habt es schon auf Erden.*«

23.11.1968: Marius hat eine Ausstellung mit Gemälden, Aquarellen und Kupferstichen in Straßburg.

Gottlob haben wir gute Nachrichten von Korbo. Im Oktober haben sie 8 729 Kranke gepflegt. Ich bin erfreut zu sehen, daß unsere mühevolle Arbeit Frucht getragen hat. Alles, was wir im Namen Jesu tun, ist nicht vergebens.

26.01.1969: Kongarge schreibt: »*Wir hatten ein schönes, gutes Weihnachtsfest. Drei Männer haben sich bekehrt. Die Rebellen toben weiter im Gera.*«

27.09.1969: Wir sind fest entschlossen auszureisen. Wir sind schon geimpft. Solange die Fremdenlegion noch im Gera ist, müssen wir die Gelegenheit ausnützen.

Die Rebellen haben die Krankenstation, auch Salem, das Dorf der Christen, verbrannt. Scheni haben sie angeschossen, als er sein krankes Kind noch aus der brennenden Hütte holte! Mit der Vernichtung der Krankenstation ist ein Stück von mir selbst vernichtet worden. Nachts träume ich immer wieder, daß sie noch da ist, genauso wie ich sie verlassen habe, im Gegenteil, noch schöner! Ja, was und wie werden wir alles in Korbo antreffen?

24.10.1969: Die Flugplätze für uns zwei nach Mongo sind für den 12. November bestellt!

November 1969: Marius flog allein in den Tschad, da Mama sehr krank ist.

10.04.1970: Gute Nachrichten von Marius.

Mama liegt im Sterben.

Marius wurde zum Abschiedsfest der Fremdenlegion eingeladen. Der Capitaine sagte ihm vor versammelter Mannschaft: »*J'ai appris beaucoup en contact avec vous, j'ai aussi appris à connaître un travail qu'on ignorait. Soyez assuré qu'avec tous les officiers nous vous admirons, d'autant plus que nous connaissons le pays avec toutes ses difficultés! Nous vous remercions pour tout ce que vous faîtes ici!*« (»Ich habe im Umgang mit Ihnen viel gelernt. Ich habe dabei eine Arbeit kennengelernt, die man im allgemeinen gar nicht kennt. Seien Sie versichert, daß ich und meine Offiziere Sie bewundern, und dies besonders, weil wir dieses Land mit seinen Schwierigkeiten kennen. Wir danken Ihnen für alles, was Sie hier tun!«)

15.04.1970: Mama ist nicht mehr unter uns. Gestern wurde sie beerdigt. Ein großer Schmerz für mich. Doch sie hat den Tod überwunden und ist von all ihren Leiden erlöst. Das tröstet uns. Im Geiste hat sie mit uns auf dem Missionsfeld gelebt. Hunderte von Paketen hat sie gemeinsam mit Papa geschnürt und nach Korbo gesandt. Aber das Leben geht weiter...

19.04.1970: »Es ist leichter, über Gott zu reden, als Gott zu sich reden zu lassen.«

»Wie können wir in einer immer mehr von Gott entfremdeten Welt den Himmel auf Erden erwarten?«

08.03.1971: Wieder stehen wir vor der Ausreise. Alles ist gepackt, am 13.3. sollen wir abfliegen.

Zurück ins Kriegsgebiet

21.03.1971: In Fort-Lamy bei M. Riegler! Es heißt, sich an die brütende Hitze zu gewöhnen! Man muß sich ganz umstellen, und je älter man wird, desto schwerer fällt es einem.

28.03.1971 in Mongo: Heißer Wind, Sand 42° im Schatten! Malariaschub! Es hatte sehr viele Moskitos in Lamy, obwohl der Gesundheitsminister behauptet: *»Le paludisme n'existe pas au Tchad!«* (»Im Tschad gibt es keine Malaria!«) Wenn er nur recht hätte!

Wir sind froh, daß das französische Militär hier ist. Die Soldaten sind nett und zuvorkommend. Gestern haben sie unser Gepäck mit dem Militärflugzeug von Lamy nach hier gebracht. Wegen des heißen Windes haben wir die ganze Nacht nicht geschlafen. Nun gehen die Nachtwanderungen mit den Betten wieder los: raus, rein und raus und wieder rein...

29.03.1971 in Mongo. Kongarge kam mit dem Moped aus Korbo. Er ist immer noch der gleiche! In der Gegend von Korbo machen die Rebellen alles unsicher, so daß man gar keine Lösung sieht.

Es ist schwierig, die Lage zu beschreiben. Das Militär soll nicht eingreifen. Die schwarze Regierung spricht vom »Ralliement« (»Versöhnung«) mit den Rebellen. Es sieht aus wie ein Wildwestfilm.

Marius repariert den Landrover. Joel, ein junger Schweizer auf der Missionsstation von Mongo bei Hourriet, ist krank. Ich pflege ihn.

Im Regierungsspital von Mongo, wo zwei russische Ärzte arbeiten, haben sie keine Medikamente mehr.

02.04.1971 in Mongo: Heute morgen waren wir im Spital. Der russische Arzt war gerade beim Operieren. Ein Schlachthaus in Straßburg ist sauberer gehalten... Überall Staub und Dreck. Er operiert mit bloßem Oberkörper. Alles ist unsteril. Doch das Wichtigste ist, daß die Patienten überleben.

Anschließend gingen wir zur französischen Armee. Dort ist Adjudant Chambrass! Ein Original! Er hat den Krieg in Indochina und in Algerien hinter sich. Sein Bauch ist voller Narben von Kriegsverletzungen. Vom Fruchtsaft bekommt er Magenbrennen, er verträgt nur Alkohol. Sonst ein guter Mensch. Er führt uns in das Reservelager, wo er uns alles mitgibt, was wir wünschen: Lebensmittel, Kleider, Decken, Handgranaten, um uns zu verteidigen, und sogar *»du papier pour torcher le cul«* (»Papier, um den Hintern zu putzen«), wie er sagte.

03.04.1971 in Bitkine: Wieder eine Station hinter uns und Korbo näher. Mit Militärbegleitung kommen wir hier gut an. Es ist sehr heiß auf dem Felsen, es gibt viele Fliegen, und alles ist dreckig.

18.04.1971: Endlich in Korbo! Alles treffen wir in tadellosem Zustand an. Koro hat sogar Blumen gepflanzt, und Ambukay hat zwei Gazellen für mich großgezogen. Plumo, unser guter, alter Kater, ist auch da und schnurrt vor Freude. Auch der Esel kommt, seinen Zucker holen. Alles beim alten. Die Gläubigen sind auch noch alle da. Kongarge und Bundi haben viel Arbeit auf der Krankenstation, denn es herrscht eine Meningitisepidemie. Zwei Patienten starben an Amoebendysenterie, einer an Tetanus. Ein Miserie-Patient, ein Arabernomade, ist schon 14 Tage hier. Seine Familie lud ihn einfach bei der Krankenstation ab und zog mit ihren Kamelen weiter. Er ist nicht verwöhnt. Getrocknete Hirse weicht er sich in Wasser ein und ißt sie so. Wenn ich ihn so in Lumpen gehüllt vor der Krankenhütte sehe, muß ich unwillkürlich an den verlorenen Sohn denken. Heute morgen kam er in die Andachtsstunde. Es ist das erste Mal, daß ein Miserie unsere Kapelle betritt.

Unser guter, alter Djindi ist nicht mehr. Er fehlt uns auf der Missionsstation. In seiner Hütte liegt nun ein alter Patient von Gole.

Ich richte im Gästehaus eine Apotheke ein. Die zerstörte Poliklinik haben wir provisorisch hergerichtet, so können wir darin pflegen. Vorgestern griffen die Rebellen Banala an.

In Tchalo kam eine Patrouille französisches Militär daher. Plötzlich sprang eine Horde Schwarzer mit Lanzen und Messern über die Straße. Das Militär schoß, denn sie glaubten, es seien Rebellen. Ein Schwarzer wurde schwer verletzt, Hoden durchschossen. Die Moral der Geschichte: es waren keine Rebellen, sondern Leute von Tchalo, die einer Gazelle nachjagten.

Wir schlafen nachts mit Handgranaten neben dem Bett. Beide hatten wir Malaria. Wie gut, daß wir Kongarge hatten, um uns zu pflegen.

26.05.1971: Die Zeit vergeht schnell. Die Apotheke ist fertig eingerichtet, die Poliklinik wieder in Schuß, wir können wieder pflegen. Die Krankenhütten bekamen neue Dächer. Da brach eine Choleraepidemie aus. Vom französischen Militärarzt erbettelte ich Impfstoff, und nun wird fleißig geimpft. Wir kämpfen erneut um Latrinen. In ganz Korbo und Gole und im Araberdorf ist kein einziges WC.

Seit der Rebellion nimmt das Stehlen überhand. Die Arabernomaden haben etwa 200 Ziegen und drei Kinder gestohlen. Die Kinder werden als Sklaven an die Araber im Sudan verkauft.

29.05.1971: Zwölf Verletzte an einem Abend! Die Korbo haben halt ihr Totenfest. Messerstiche, Lanzenstiche, Beilhiebe usw. Man wird nicht mehr fertig mit Flicken!

09.06.1971: Erster guter Regen mit Sturm und Gewitter. Die Choleraepidemie breitet sich aus. Ein Glück, daß es noch weiße Militärärzte gibt, welche unermüdlich arbeiten.

Letzten Sonntag haben sich drei Frauen bekehrt.

In Corlongo, nicht weit von hier, wurden eine Frau und ein Mann von einem Elefanten getötet.

In Salem haben sie WC's eingerichtet, und endlich kochen sie aus Angst vor der Cholera auch das Trinkwasser ab. Die Cholera nimmt stark zu. Bei den Kanembou begraben sie die Leute mit dem Bulldozer.

07.09.1971: Wieder daheim! Durch die politischen Unruhen ist ein längerer Aufenthalt auf dem Missiosnfeld unmöglich, und wir müssen uns auf jährliche Kurzbesuche auf der Missionsstation beschränken.

Pendeln zwischen Elsaß und Tschad

21.03.1973: In Eichhoffen ist Frühling, und wir sind wieder in den Lüften zwischen Nizza und Fort-Lamy. Wir fliegen dem Dunkel entgegen.

23.03.1973: Gut gelandet in Lamy bei 42°. Der Chari hat wenig Wasser, sonst ist hier alles beim alten, und man hat das Gefühl, man sei nie fort gewesen. Komisch.

24.03.1973: Doch vieles ist anders geworden in Lamy. Nicht zugunsten der Missionen und der Weißen. Einige Weiße sind wegen nichts und wieder nichts im Gefängnis. Alle Israeliten, die so viel gearbeitet haben, Bäume gepflanzt usw., wurden innerhalb 24 Stunden hinausgeworfen. Dafür öffnet unser Präsident Tombalbaye den islamischen Ländern weit die Tore.

Es liegt ein Fluch auf diesem Land. Hier versteht man es viel besser, wenn die Bibel sagt, daß sich die ganze Schöpfung nach Erlösung sehnt. Mitten in der Stadt, in 70° Sonnenhitze, liegt eine zusammengebrochene Kuh, kein Mensch kümmert sich darum, elend verendet sie ohne einen Tropfen Wasser.

Fort-Lamy wird immer dreckiger, sogar vor der Französischen Botschaft werden die Mülleimer nicht mehr geleert. Alles geht rückwärts. Es ist schade um den guten, alten Tschad. Die Schwarzen haben es nicht verdient, daß man sie fallen läßt. Doch es wird zu viel gegen die Weißen gehetzt. Und wenn die Weißen fallen, fallen die Schwarzen, fällt der Tschad mit. Es ist unmöglich, das Rad der Geschichte aufzuhalten oder zurückzudrehen. Alles geht unaufhaltsam seinem Ziel entgegen.

27.03.1973: Immer noch in Fort-Lamy! Wir besuchen alte Bekannte. Zum Nachtessen sind wir bei den Lehrern im »Collège Evangélique« eingeladen. Sie stellten ein sehr gutes Zeugnis für Korbo und Kongarge aus. Das tut wohl, so war also unsere Arbeit nicht vergebens. Sie waren von der Sauberkeit der Station Korbo sehr beeindruckt. Auch vom Zeugnis der Gläubigen.

Wir brachten das Moped für Kongarge, das wir hier gekauft haben, zur Air Tchad. Sie sind gar nicht freundlich dort.

28.03.1973: Erster Malariaschub. Marius muß alleine auf die französische Botschaft essen gehen, wo er vom Botschafter, Mr. Vibaux, zum Mittagessen eingeladen ist.

Es ist 19 Uhr, es geht etwas besser, habe aber noch einen sehr dumpfen Kopf.

Besuch bei unserem Sultan Djerma Hattap, welcher zur Zeit in Lamy weilt. Die Freude des Wiedersehens ist groß, und die Begrüßung nimmt fast kein Ende: *»Lalleh, inte afi«*, und wieder zurück: *»Lalleh, afi«* usw. (»Guten Tag, wie gehts, es geht gut...«).
Hattap sagt uns: *»Kongarge ist ein Gottesmann genau wie du (sagt er zu Marius). Es ist ihm nichts zuviel, von morgens bis abends pflegt er die Leute, er ist ein guter*

Doktor, er behält nichts für sich... Wenn es nur fünf Männer wie Kongarge gäbe, wäre der ganze Tschad anders!«

30.03.1973: Seit gestern in Mongo. Wir mußten noch viel laufen, bis wir die Genehmigung hatten, und stundenlang in den Büros warten. Es ist furchtbar heiß hier, Tag und Nacht die gleiche Temperatur, und alle Lebensgeister verlassen mich. M. und Mme Hourriet, bei welchen wir kampieren, sind die gleichen geblieben. Wir freuen uns über einige Tage der Gemeinschaft. Sie sind durch die gegenwärtige Situation auch nicht gerade ermutigt. Auch Pierre Cretegny, der Missionar von Bitkine, ist entmutigt. Golo und Bissi, ihre zwei Krankenpfleger, sind in Mongo auf Befehl der Regierung ins Gefängnis gekommen. Man warf ihnen vor, mit den Rebellen unter einer Decke zu stecken.

Die Schießerei hier in Mongo macht einen nervös.

03.04.1973: Von Etappe zu Etappe. Endlich in Bitkine! Wiedersehen mit alten Freunden. Kongarge, Koro, Scheni trafen wir unterwegs an. Per Velo fuhren sie zur Arbeit nach Korbo. Sie gehören auch noch zu den alten Treuen!

08.04.1973: Ein Sonntag in Korbo! Wieder sitze ich im Gottesdienst. Es wird viel gesungen, und alle danken Gott in ihren Gebeten, daß wir wieder unter ihnen sind!

Das Wetter ist komisch wie in der Wüste. Sand, Sand, Sand... alles ist wie mit Mehl bestreut. Die Wüste rückt immer näher, von Jahr zu Jahr fällt uns das auf. Unser guter alter Kater Plumo, die siamesische Katze, erkannte uns sofort, auch der Esel schrie von weitem, als er mich sah. In die Blumentöpfe hat Koro Blumen gepflanzt, die nun schön blühen.

In der Poliklinik sind alle treu auf ihren Posten, sogar Elli, der Sohn des großen Alfaki, des islamischen Priesters, aus dem Araberdorf.

Schnell ist man wieder eingelebt. Zum Glück! Kongarge sagte mir gestern überm Pflegen: »*Weißt du, nachdem die Rebellen hier zum zweiten Mal alles zerstört hatten und ich so nachdachte, meinte ich, verrückt zu werden. So viel Geld ging dadurch verloren ...!«*

Ab Konkong hat große Narben von dem Schuß, den ihm die Rebellen gaben. Und was die Rebellen betrifft, so ist es eher schlimmer anstatt besser. Sie sind überall, zünden Dörfer an und töten den Häuptling.

Palmsonntag in Korbo: Ein heißer Tag wie alle anderen. Am Brunnen schreien die Frauen wegen ein paar Tropfen Wasser. Die Tiere stehen dabei und warten gierig, ob ein bißchen für sie abfällt. Am Morgen um 8 Uhr schon 35° !

Gestern war ich beim Sultan, denn eine seiner Frauen konnte nicht gebären. Sie lag mit Wehen am Boden im Dreck. Daß Menschen überhaupt so leben können! Und doch ging alles gut vorbei.

Kongarge ist sehr froh, die Krankenbesuche mit dem neuen Moped machen zu können.

14.04.1973: Ein paar Regentropfen fallen. Eine Wohltat!

In der Poliklinik haben wir sehr viel zu tun, Verletzungen, Geburten, Epidemien ...

– – – – – – – – – – –

30.07.1973: Wir sind wieder daheim im Elsaß! Wir erlebten noch allerhand, bevor wir von Korbo abreisten. Ein Überfall der Rebellen auf Bitkine. Der kleine Jean von Kongarge wurde durch eine liegengebliebene Granate schwer verletzt. Er war voller Splitter und hatte 2 Löcher in der Lunge. Wir bangten um sein Leben. So brachten wir ihn nach Mongo, wo es noch einen russischen »Arzt« gab. Ein Metzger! Tierarzt ist besser, viel besser dagegen! Kongarge sagte anhaltend zu mir: *»Oh, il n'est pas gentil!«* (»Oh, er ist nicht nett!«) Dem russischen Arzt war alles zuviel, er stöhnte pausenlos: *»Trop le chaud«* (»Zuviel warm«). Es ist nur dank der Gebete der Christen von Korbo, Mongo und Bitkine, daß der kleine Jean überlebte!
In Fort-Lamy stecken sie immer mehr Weiße ins Gefängnis, auch der katholische Missionar Père Boussy wurde mit Handschellen abgeführt. Die Christen sagten

uns, bevor wir abreisten: »*Wir waren sehr froh, daß ihr gekommen seid, sind aber froh, daß ihr wieder heimgeht, denn wir haben Angst um euch.*«

— — — — — — — — — — —

13.02.1975 — 26.03.1975: Sehr kurzer Aufenthalt in Korbo, doch reich gesegnet und sehr ausgefüllt. Sehr groß war unsere Freude, daß die Zahl der Christen zugenommen hat. Ich konnte viel helfen in der Poliklinik. 8 Tonnen Lebensmittel konnten wir nach Korbo bringen. Die Hungersnot macht sich auch hier bemerkbar.

28.02.1976: Wieder sind wir im altbekannten Fort-Lamy! Ein sehr guter Flug. Unser treuer Freund M. Riegler stand da, nahm uns singend in Empfang: eine goldene Wiener Natur! Wir leben wieder aus den Koffern in Staub und Hitze, machen Besorgungen für Korbo. Die Atmosphäre ist entspannter, seit Tombalbaye nicht mehr regiert. Eine große Moschee mit Universität wird gebaut, die größte von Schwarzafrika, um zu zeigen, daß der Siegeszug des Islams über Schwarzafrika erfolgreich ist. Saudi-Arabien finanziert den Bau. Die Lebensmittelpreise sind astronomisch gestiegen, und im Nu ist das liebe Geld weg.

29.02.1976: Es ist Sonntag, wir genießen es, auszuruhen. Wir sind am Chari, wo es frische Luft gibt! Eine ganze Mannschaft Russen war dort und sonnte sich. Unser Sonntagsmenü: ein kleines Stückchen Käse und Joghurt.

02.03.1976: Fünf Tonnen Lebensmittel haben wir für Korbo geladen. Eine recht mühsame Sache. Auf der Post holten wir 63 Postsäcke für Mongo heraus. Die Postverwaltung hat kein Geld, um die Sachen weiterzubefördern, alles bleibt in Lamy blockiert. Gestern waren wir auf dem Amt, um die Genehmigung zum Filmen zu holen. Im Büro liefen die Papierkörbe über. Die Sekretärin spuckte vor uns auf den Boden hinter dem Schreibtisch. Man muß schon hier geboren sein, um so leben zu können.

05.03.1976: Seit 8 Uhr sind wir in Mongo. Sehr guter Flug mit der MAF. Erni ist ein wunderbarer Pilot. Über Korbo haben wir einen Brief abgeworfen, damit die Gläubigen wissen, daß wir da sind. Auf der Station haben wir alles und all die alten Gesichter gut angetroffen. Bondjos machte uns gleich Kaffee. Man ist in eine andere Welt versetzt, wo alles noch ist wie vor 25 Jahren.

Wann wir nach Bitkine fahren dürfen, wissen wir noch nicht.

06.03.1976: Eine gute Nacht verbracht, doch es ist sehr windig. Es ist schön, unter freiem Sternenhimmel zu schlafen. Die Nachthimmel sind etwas vom Schönsten im Tschad. Unsere Schwarzen haben auch Namen für die Sterne, zum Beispiel: die Giraffe, die Hyäne. Die Milchstraße ist der Weg, wo die Toten spazierengehen.

Der Brunnen hat ziemlich viel Wasser.

08.03.1976: Kongarge kam in Mongo mit seinem Moped an und erzählte uns die Ereignisse von Korbo. Auch Pére Cavoret kam von Bitkine. Die Rebellen sind immer noch in der Gegend, gut organisiert und in Uniform.

Der Gottesdienst hier wird gut besucht, es ist erfreulich zu sehen, daß die Gläubigen durchhalten. Auch Ratou, ein Blinder, der die Verantwortung für die Station hat, schlägt sich gut durch. Familie Hourriet mußte auch die Missionsstation verlassen, und sie sind in die Schweiz zurückgekehrt.

09.03.1976: Immer noch in Mongo. Der Préfet ist sehr ängstlich. Von Tag zu Tag wird es heißer, und unsere Kräfte nehmen ab.

Wir waren in einem Araber-Ferik. Sie kommen von Fada, um Datteln zu verkaufen. Wie können Menschen nur so primitiv leben! Nicht einmal Schatten von einem Baum. In glühender Hitze haben sie ihre Zelte aufgeschlagen für Kind und Kegel. Daneben stehen oder liegen ihre Kamele. Leben tun sie von Kamelmilch und einer Handvoll getrockneter Datteln. Aber gastfreundlich sind sie. Gleich brachten sie uns Datteln, die aber steinhart waren. Um sie anzufeuchten, nehmen sie Wasser in den Mund und sprühen es über die Datteln. Marius hat keine davon gegessen, mir schmeckten sie.

10.03.1976: Auf dem Markt von Mongo kennen mich die Frauen. Sie rufen: *»Tal, Tal, Am Schar!«* (»Komm, komm, Mutter der Haare!«)

Eine Frau wollte unbedingt einige von ihren kleinen Tomaten gegen Haare von mir tauschen. Schwangere Frauen berühren meine Haare, damit ihr Kind auch so lange Haare bekommen solle! Im Ferik habe ich Leute gepflegt, einen kranken Fuß, Durchfall, Geschwüre, Konjunktivitis. Diese Menschen wissen nicht, was es heißt, gepflegt zu werden.

12.03.1976: Die guten alten Tschader! Zum Glück gibt es noch welche. Einer von ihnen heißt Dungus. Welche Freude hatte er, als er uns auf der Post sah! *»Je salue la France«* (»Ich grüße Frankreich«), rief er ganz laut.

Der Préfet läßt uns immer noch nicht fort. Heute zeigte ich Bondjos ein Foto von unserem Haus und Garten daheim. Da sagte er: *»Gott meinte es besonders gut mit den Weißen, wir dagegen sind schon im Nachteil!«* Er hat mehr als recht. Ein Land mit Steinen anstatt mit Brot.

13.03.1976: Unser voll beladener Lastwagen kam heute ohne Zwischenfall in Mongo an. Er brauchte 8 Tage mit Militärbegleitung.

Die Moslems feiern die Geburt Mohammeds.

16.03.1976: Immer noch in Mongo, doch auch hier hat man seine Aufgaben. Gestern waren wir in Bondoro, einem kleinen, verlorenen Dorf, 7 km von hier entfernt. Sie brachten uns ein 8jähriges Mädchen mit einem großen Geschwür am Bein. Es war mit Blättern zugebunden. Aber welch ein Schreck, als ich es öffnete! Auf die Wunde hatten sie das Insektenpulver gestreut, das sie vom Landwirtschaftsministerium bekommen hatten, um die Heuschrecken zu vernichten. Wir nahmen das Mädchen mit.

Eine gläubige Frau haben wir zum Gebären in die Maternité vom Mongospital gebracht. Alles mußte sie mitnehmen, Wasser, Holz zum Kochen, Hirse usw.: mehr als primitiv. Man muß es gesehen haben.

Der Posthalter von Mongo ist seit ein paar Tagen im Gefängnis. Er hat alles Geld aus dem Geldschrank gestohlen. Er täuschte einen Diebstahl vor, brach den Geldschrank auf, tötete ein Huhn und schmierte das Blut an den Geldschrank. Nachher warf er das Huhn in sein WC. Natürlich gab es Blutspuren vom Postamt bis in seine Wohnung.

Sonntags ist die Post geschlossen, dann werden einfach 2 Schemel vor den Schalter gestellt.

17.03.1976: Heute morgen waren wir bei der Familie Abougadna zum Teetrinken. Sie sind wohlbekannte lybische Händler, leben schon lange in Mongo und haben immer große Freude, wenn wir sie besuchen. Sie sind sehr reich und haben Schwarze als Bediente. Sie sind ein intelligentes Volk, fertigen sehr gutes Gebäck an, bakken Brot, machen Couscous, schöne Stickereien, sind aber für das Evangelium verschlossen: Moslems. Wir haben ihnen schon Neue Testamente in Arabisch gegeben. Marius versuchte immer wieder, mit ihnen zu reden. Sie sagten ja, doch man hatte das Gefühl, durch eine Wand getrennt zu sein. Und doch lieben sie uns, man ist mit ihnen verbunden, denn vor 25 Jahren pflegte ich schon die alte Mutter von Abougadna. Im Grunde kann man viel besser mit ihnen plaudern, sie sind uns näher als die Dangaleat, und wenn man so stundenlang mit ihnen zusammen sitzt und den stark gezuckerten Tee schlürft, fühlt man sich so richtig in ihre Familie aufgenommen. Diese Gastfreundschaft erleben wir immer wieder beim großen Scheich Makai, beim Faki Issen, dem Obersten Priester der Mohammedaner, bei Junus, bei Ahmet Huchar und vielen anderen. Diese Gastfreundschaft der Araber ist immer wieder eine offene Tür. Der Gast wird angehört, toleriert und geehrt. Ob man glaubt, was er sagt, das ist eine andere Frage; ob es wahr ist, was er uns antwortet, sei dahingestellt.

Schließlich muß man den Gast zufriedenstellen.

Nur wer 25 Jahre seines Lebens mit diesen Menschen zusammen verbracht hat, glaubt sie zu kennen.

19.03.1976: Unsere Sachen kamen mit dem Lastwagen gut an, nur ein Faß mit Medikamenten fehlte, wurde unterwegs gestohlen. Damit muß man immer rechnen. Aber immer noch besser, als der ganze Lastwagen von den Rebellen angezündet. Jean-Marc Hourriet ist heute glücklich mit der MAF in Mongo angekommen für einen Kurzaufenthalt, und wir selber dürfen endlich morgen früh mit nach Bitkine fliegen, der Préfet läßt uns nicht auf die Straße.

Gestern abend waren wir beim Préfet eingeladen. Der Capitaine der »Tschadarmee« war auch dort. Er saß neben mir, trank am laufenden Band Bier, stellte mir zuweilen ein paar Fragen, und zwischenhinein rülpste er in aller Lautstärke!

20.03.1976: Fast nicht zu glauben, aber wahr, wir sind in Korbo! Der Sous-préfet von Bitkine gab uns gleich die Erlaubnis, weiterzufahren, von 4 Soldaten begleitet. Er ist Miserie-Araber, ein stränggläubiger Moslem, doch unkompliziert, und man kann sehr gut mit ihm verhandeln. Viel besser als mit dem Préfet von Mongo, der ein Schwarzer aus dem Süden ist.

Im MAF Flugzeug war noch Dungus, ein alter Frontkämpfer, mit vielen französischen Orden behängt. Er flog nach Lamy, um das Fest der Absetzung von Tombalbaye zu feiern. Er erzählte uns, daß er 32 lebende Kinder habe, natürlich von mehreren Frauen, und daß ihm 21 Kinder gestorben seien...

Sonntag in Korbo: Die so wohlvertrauten Schweizer Kuhglocken läuten zum Gottesdienst. Altbekannte Melodien ertönen. Ein Miserie-Araber, Moslem, ist auch im Gottesdienst. Vor 7 Jahren habe ich seine Tante mit einer offenen Fraktur gepflegt, und aus Dankbarkeit hat er die Gläubigen besucht. Er kommt vom Ferik von Sama, wo es ziemlich viele Rebellen gibt.

22.03.1976: In der Apotheke und im Instrumentenschrank habe ich viel aufzuräumen und zu sortieren. Jedesmal, wenn Kongarge mir eine Schachtel vom Regal herunterreicht, fegt er zuerst mit der Hand den Hauptschmutz und den

Mäusedreck herunter, und dann bläst er mir den Rest Staub ins Gesicht. Marius sagt immer wieder: *»Zum Glück sieht das M. Buhardt (ein Apotheker in Straßburg, der uns immer die Medikamente besorgt) nicht, er würde gerade umfallen.«*

26.03.1976: Unglaublich, wir sind wieder in Mongo! Plötzlich bekamen wir Befehl vom Sous-préfet von Bitkine, Korbo auf dem schnellsten Weg zu verlassen. Er hatte ein Telegramm vom Capitaine von Mongo mit diesen Worten bekommen: *»Rebelles à Korbo Centre, il faut les exterminer!«* (»Rebellen mitten in Korbo, müssen umgebracht werden.«) Natürlich konnte uns der Sous-préfet unter diesen Bedingungen nicht in Korbo lassen. In aller Eile packten wir alles zusammen, Koro, der gute, verlor dabei den Kopf und ließ alles fallen. Kongarge schüttelte sein Haupt und sagte: *»Dieses Mal ist es, wie wenn man eine Schnur am Hals hätte, die hin- und hergezogen würde.«* Wir fuhren mit dem VW-Bus zurück. Die Militärbegleitung aber, die auf uns warten sollte, war weit vorausgefahren, kehrte unterwegs in einem Dorf ein, um Hirsebier zu »tanken«, und schließlich fuhren wir mutterseelenallein auf der von Rebellen gefährdeten Straße nach Mongo.

Auch da erfuhren wir mal wieder, daß es nicht gut ist, sich auf andere Menschen zu verlassen. Gut kamen wir an, doch der Préfet war böse, verdrehte seine Äuglein und mußte das alles wieder in seinem »Hirnlein« verarbeiten.

Der Aufenthalt in Korbo war kurz gewesen, aber ausgefüllt. Apotheke, Poliklinik sind wieder im Schuß, die Bauarbeiten verteilt, die Kassenbücher kontrolliert. Marius konnte auch mit den Ältesten vieles besprechen.

Heute morgen gingen wir zum Flugplatz, wo eine Maschine der Air Tchad ankam. Wir hofften, Post zu bekommen. Die zwei weißen Piloten haben eine himmlische Geduld mit den schwarzen Angestellten von Air Tchad. Gepäck rein, Gepäck raus, Hühner, Ölkanister, Strohmatten, Kochgeschirr, Leute raus, Leute rein...

Es fehlen Billette, Säuglinge schreien, und dies bei 60° Sonnenhitze und keinem Schatten. Einer der Piloten erzählt mir vom Flug nach Faya Fada. Im Flugzeug essen die Araber Sardinen, schütten das Öl auf den Boden, und überall werden die Dattelsteine hingespuckt!

Als wir gestern beim Préfet waren und so lange nicht zurückkamen, hatten Kongarge und Koro schon Angst um uns. Marius sagte zu Koro, *der Préfet sei böse gewesen, weil wir alleine auf der Straße fuhren, und hätte uns fast ins Gefängnis getan.* Darauf antwortete Koro ganz prompt: *»Dann wären Kongarge und ich für euch beide gegangen.«*
Ja, Koro ist der gute, alte, treue Schwarze, welcher für seinen Herrn in den Tod gehen würde.

27.03.1976: Schlechte Nacht. Malaria. Hitze. Stundenlanges Bellen der Hunde im Dorf und der Paviane in den Felsen. Aber die Schwarzen stört der größte Lärm nicht. Sie schlafen, schlafen... So entspannt sollte man sein!

29.03.1976: Einige Regenwolken am Horizont. Überhaupt schwere Wolken über dem Tschad.

Kongarge soll heute von Korbo kommen, wir sind auf Nachrichten gespannt.

Ja, er brachte, aber nicht gute. Schrecklich, aber wahr. Die Rebellen haben unseren Sultan und 7 von seinen Leibwächtern getötet. Es geschah etwa 15 km von Korbo entfernt, der Überfall fand bei Samma statt. Kongarge erzählte uns auch, daß dieselbe Rebellenbande unsere Reiseroute überquert hätte, kurz nachdem wir vorbeigefahren waren. Wir danken Gott für seine Bewahrung. Nun wissen wir auch, warum wir so schnell Korbo verlassen mußten.

Etwas Erfreuliches berichtete uns Kongarge noch, nämlich daß es meinem Tetanus-Buben gut gehe.

02.04.1976: In Lamy, nach einer sehr bewegten Reise!
Um 7 Uhr früh verließen wir Mongo mit der Air Tchad, flogen über Abeche-Ati und sind um 13 Uhr bei größter Hitze hier in Lamy gelandet. Durch die Hitze gab es schrecklich viele Luftlöcher, und Marius war sterbens-

krank. Nichts funktionierte mehr im Flugzeug, keine Luftdüsen, kein Ventilator, und es gab keinen Schluck Wasser. Ich konnte mich nicht einmal anschnallen.

05.04.1976: In Lamy wird schrecklich gestohlen. Während Dany Gounon im Gottesdienst war, wurden ihr die Camera, der Fotoapparat und das Radio entwendet.

09.04.1976: Furchtbarer Sandsturm! Zum Autofahren mußten wir die Scheinwerfer anzünden. So einen Sandsturm muß man erlebt haben. Man kann kaum noch atmen.

Wir trafen Dr. Seymour und Gattin, den wir seit seinen Gera-Besuchen seit Jahren nicht mehr sahen. Er ist immer derselbe und erinnerte sich an den guten Kuchen, den ich immer gebacken habe, wenn er auf »Ärztliche Rundreise« kam! Wir erfreuen uns an dem Zusammensein mit Dany Gounon und sind dankbar, daß sie noch in Lamy arbeiten kann und so der Mission viele Dienste leistet.

11.04.1976: Letzter Sonntag hier. Morgen um 12 Uhr 55 verlassen wir wieder einmal dieses Land, doch dankbar blikken wir auch auf diesen Aufenthalt zurück, der nicht vergebens war. Wir haben noch einen sehr angenehmen Abend mit Matengar verbracht (ein alter Freund und Christ). Waren auch noch mit dem ehemaligen Préfet Djaibe von Mongo zusammen, auch ein Christ, bei welchem die Kassen immer stimmten. Eine Seltenheit in diesem Land!

Bei Touragaba (ehemals Botschafter des Tschad in Bonn) aßen wir noch die Boule de mil. Marius mußte noch Familienfotos machen. Als ich Pilipili (ganz starker Cayennepfeffer) nahm, sagte einer: *»Je n'aime pas ça, c'est trop fort, ça me brûle le coeur.«* (»Das mag ich nicht. Es ist zu scharf. Es verbrennt mir das Herz.«) Herz und Bauch sind bei den Einheimischen dasselbe.

Immer wieder verlassen wir mit sehr gemischten Gefühlen den Tschad. Wir wissen ja nicht, ob wir nächstes Jahr zurückkehren können. Wir dürfen aus dem Hexenkessel heraus, aber die Christen müssen dableiben und durchhalten. Das bedrückt mich.

16.01.1977: Wieder im Tschad. So werden wir hin- und hergezogen zwischen zwei Kontinenten. Daheim und hier.
Um Mitternacht landeten wir in Lamy bei 22°. Unser treuer Freund, M. Riegler, holte uns ab. Charles Heidt aus Entzheim begleitete ihn. Charles freute sich, Grüße aus dem Elsaß zu erhalten, ist er doch schon 2 Jahre im Tschad als Entwicklungshelfer.

Und nun hieß es, sich mit Geduld zu wappnen. Man lebt in einem anderen Zeitalter, wo die Uhr keine Rolle spielt. Man hat Zeit, Zeit, Zeit..., und so vergingen auf der Polizei 1 1/2 Stunden.

Wenn alles gut geht, können wir am 25.1. mit der MAF weiterreisen.

19.01.1977: Seit wir hier sind, laufen wir jeden Morgen herum, um alles zu erledigen und für unsere Leute einen Lastwagen zu beladen. Reis, Tee, Zucker, Decken, Medikamente, liegengebliebene Postsäcke, Petroleum, Benzin usw...
M. Riegler ist uns sehr behilflich.

21.01.1977: Die Genehmigung zum Abflug erhalten, auch Charles Heidt reist mit uns.

Gestern besuchten wir unseren ehemaligen Préfet vom Gera. Ein Christ. Er bedauert so sehr, daß wir nicht mehr in Korbo bleiben können, und sagte unter anderem: *»Die Missionen waren die einzigen, die den Leuten etwas Positives gebracht haben. Es sind die Missionen, die Zivilisation in den Gera gebracht haben«;* und wenn er von unseren Gläubigen spricht, so sagt er: *»Eure Kinder.«*

Das Spital hier in Lamy ist eine Katastrophe. Schmutz, Schmutz und nochmals Schmutz!

26.01.1977: Nach einem guten Flug im Gera gelandet. In Mongo war die Wiedersehensfreude groß! In Bitkine erwarteten uns Kongarge, Isserih, Meskin, Pater Cavoret und einige altbekannte arabische Händler. Es ist noch alles wie früher hier, doch die Rebellensituation hat sich verschlimmert. Gleich gingen wir den Souspréfet besuchen. Ein sehr netter Mensch, den wir noch vom letzten Jahr her gut kannten.

27.01.1977: Es gibt viele Sandstürme, und da wir keine Scheiben in den Fenstern haben, werde ich mit dem Staubwischen überhaupt nicht fertig. Koro ist wieder der alte, gute, treue Boy. Er kocht das Trinkwasser, wäscht das Geschirr mit heißem Wasser, so wie er es vor vielen, vielen Jahren bei mir gelernt hat.

Im Moment dürfen wir nicht nach Korbo, da drei bewaffnete Rebellenbanden gemeldet sind. Jeden Tag geht Kongarge treu nach Korbo zum Pflegen. Zum Glück habe ich ein gutes Grippemittel mitgebracht, denn es herrscht eine schwere Grippeepidemie, und die Leute sterben wie die Fliegen. Durch die Unterernährung haben die Einheimischen überhaupt keine Widerstandskraft.

29.01.1977: Gestern konnten wir mit einem schrottreifen Landrover, der mit Soldaten, Waffen und Maschinengewehren schwer beladen war, nach Korbo fahren. Es verlief alles sehr gut, und wir trafen alle und alles in Korbo gut an.

In meiner »Pharmacie« (»Apotheke«) bin ich sehr beschäftigt, Charles Heidt hilft mir. Dabei habe ich einen gehörigen Schnupfen. Am Abend genossen wir ein gutes afrikanisches Essen beim Sous-préfet in Gesellschaft von Pater Cavoret.

Wir warten sehnlichst auf unseren Lastwagen.

Die Nächte sind noch kühl, und man könnte gut schlafen, wäre nicht im Unterbewußtsein die Angst vor den Rebellen, denn ab und zu fallen Schüsse.

30.01.1977: Erster Sonntag im Gera. Marius hält den Gottesdienst, und am Nachmittag Bibelstunde. Ich liege mit der Grippe im Bett. Jeden Tag sterben Menschen daran. Es ist ja auch schrecklich zu sehen, in welchem Schmutz sie leben. Ich weiß nicht, ob ich sie jetzt mit anderen Augen anschaue, aber die Kinder scheinen immer schmächtiger zu werden. Ein degeneriertes Volk.

Koro gibt sich alle Mühe, uns den Aufenthalt in Bitkine zu erleichtern. Ich gab ihm gestern ein Päckchen Grieß, damit er uns eine Suppe koche wie früher in Korbo.

»Semeh, semeh« (»gut, gut«), war die Antwort. Ruhig gingen wir dann zum Sous-préfet. Als wir wieder nach Hause kamen und die Suppe essen wollten, sagte Koro: *»Die Suppe ist Pudding geworden, und ich habe sie in den Kühlschrank gestellt.«* (Der Kühlschrank wird mit Petroleum betrieben). Koro hatte einfach das halbe Pfund Grieß in einem halben Liter Wasser eingerührt und gekocht. So kamen wir zu steifem Pudding.

Zur Zeit lese ich ein Buch von Zenta Maurina. Unter anderem schreibt sie:

»Nach C. G. Jung ist die Gottesvorstellung kein Hirngespinst, sondern eine natürliche Anlage, der wir uns nicht ohne Schaden entziehen können. Darum ist unsere ganze Menschheit so krank!«

31.01.1977: Überall Dreck, Dreck, Dreck! Ich habe so Mühe, mich wieder an diesen Staub zu gewöhnen. In Korbo konnte ich alles sauber halten, aber hier in Bitkine kann man den Boden nicht aufwaschen. Kochen müssen wir auf 2 Steinen, es ist ein anhaltendes Camping! Heute sagte uns der Sous-préfet selber: *»Die Leute hier sind noch weit zurück im Mittelalter.«*

Gestern abend aßen wir die »Boule de mil« bei Golo, dem Krankenpfleger der Missionskrankenstation von Bitkine und Mukulu. Wir kannten ihn schon als kleinen Buben. Er hat sich sehr gut entwickelt. Unter anderem erzählte er uns ausführlich vom Innenminister, der die Missionen offiziell anklagt, keine Toiletten in ihren Krankenstationen zu haben. Daß man aber den Leuten zuerst beibringen muß, die Toiletten zu benutzen, erwähnte er nicht. Was ich mit den Toiletten in Korbo alles schon erlebt habe, gäbe ein ganzes Buch! Golo sagte auch: *»Was nützen schon Toiletten, wenn die Patienten daneben machen und wir es dann wegputzen müssen?«* und: *»Wo soll das Wasser zum Spülen herkommen?«*

02.02.1977: Immer heißer. Viele Fliegen.

Damit wir den VW-Bus von Mongo bekommen, geben wir dem Sous-préfet Benzin, so daß er selbst nach

Mongo fahren kann. Wegen Benzinmangel kann »Air Tchad« auch nicht fliegen.

03.03.1977: Offene Schädelfraktur gepflegt. Eine Frau aus Korbo wurde von einem Elefanten zertrampelt. Es sieht böse aus. Besonders die Beine haben offene Frakturen.

04.03.1977: Eine Kolonne kommt von Mongo. Und der VW ist dabei!

Doch frei dürfen wir nicht nach Korbo fahren, nur immer in Begleitung von Tschadsoldaten. Doch abends, wenn wir todmüde zurückkehren, sind sie vom Hirsebier stockhagelvoll.

Unsere Elefanten-Patientin ist gestorben: nach meiner Diagnose an einer Fettembolie, und dies, nachdem wir sie während 5 1/2 Stunden geflickt hatten.

05.03.1977: Heute morgen waren wir bei Scheich Makai. Eine große Begrüßung, große Freude. Ich sehe dort immer wieder meine alten Patienten; ein Neffe von Makai, er hatte als Kind Meningitis; seine Schwester hat Arthritis, nicht zu reden von seinen Kindern, die ich alle pflegte. Kassim, den ich als kleinen Jungen kannte, ist ein junger Mann und treuer Christ geworden. Mit dem Sous-préfet haben wir jeden Abend sehr gute Gespräche. Obwohl er strenggläubiger Moslem ist, ist er sehr offen und nahm gerne eine Bibel und ein Buch über das Leben Jesu an.

07.03.1977: Als wir startbereit für die Fahrt nach Korbo waren, wollte das Militär sich ausruhen. Kommentar überflüssig. Doch es heißt: Morgen dürfen wir fahren. Dann kann ich wieder arbeiten und Medikamente sortieren bis zum Umfallen. Hauptsache ist, die Soldaten ruhen sich aus und saufen.

Hier auf dem Felsen in Bitkine ist alles so trostlos. Nachts bei Mondschein schaue ich vom Bett aus immer wieder den alten, ausgetrockneten Baum an, der seine Arme zum Himmel aufhebt und um Erbarmen fleht.

Mittagessen: Grießbrei mit Margarine.

Golo hat heute eine manuelle Plazentalösung gemacht. Er wird immer besser.

08.03.1977: Großer Heuschreckenschwarm! Alles läuft in die Steppe, und die schönsten Bäume werden umgehauen, um eine Handvoll Heuschrecken zu erhalten.

Koro hat einen Sohn bekommen. Die Geburt verlief gut. Wie lange wird das Kind wohl leben? Es ist das zehnte, das Absata gebar, zwei von ihnen leben.

Post von daheim: 1 Brief und 12 Pakete.

Golo hat heute morgen hier in Bitkine seinen Pflegeraum geputzt. Es war nötig. Die Instrumente wusch er in einem Eimer und legte nachher alles auf den Felsen in die Sonne zum Trocknen.

10.03.1977: Besuch bei unserem alten Freund, dem Faki Issen. Er ist der größte islamische Priester der ganzen Gegend und hat in Kairo studiert. Er ist immer der gleiche, ein stiller, gelassener Mensch, der mit großer Offenheit und großem Vertrauen erzählt. Es gab Sirup, starken Kaffee mit Pilipili (Cayennepfeffer), und wir wurden abgespritzt mit Itter (Parfüm aus Lybien) als Zeichen der Freundschaft. Vor vielen Jahren gaben wir Faki Issen eine arabische Bibel.

16.03.1977: Wir durften zum ersten Mal ohne Militär nach Korbo! Das war schon angenehm. Meine Apotheke ist tipptopp.
Kongarge hat Freude. Jetzt fängt die Arbeit an. Ich habe am Instrumentenschrank begonnen.

Es wird immer heißer. Am Morgen steht man auf und hat schon Blei in den Gliedern.

20.03.1977: Jeden Tag fahren wir ohne Militär nach Korbo! Sogar heute, am Sonntag, für den Gottesdienst. Marius kann mit den Ältesten reden, beten, besonders mit Bundi, der uns einige Schwierigkeiten und Sorgen bereitete.

In Banala starb eine Frau an Tollwut. Jedes Jahr gibt es solche Fälle.

In Tchalo hatten wir eine Frau aufgeladen, die schon 24 Stunden in Geburtswehen lag. Sie wäre gestorben, hätten wir sie nicht nach Bitkine mitgenommen. Sie erwartete Zwillinge. Eines kam normal, das andere war tot. Wir mußten es holen.

22.03.1977 in Mongo: Wir werden wieder einmal hin- und hergeschoben. Mit einem Begleitzug kamen wir nach Mongo. Wegen der Rebellen mußten wir uns schnell zum Fahren entschließen. Kongarge konnte es gar nicht fassen, daß wir so rasch fort mußten. Ganz bestürzt ließ er sich auf den Stuhl fallen und sagte: *»Oh, c'est trop brusque!«* (»Oh, das ist zu plötzlich!«) Doch unser Aufenthalt tat ihm gut. Er und wir sind sehr dankbar für die gemeinsamen Tage und Stunden.

23.03.1977 in Mongo: Auch in Mongo sind wir zu Hause. Bomboyo und Bondjos versorgen uns, so gut sie können. Das viele Hin- und Herreisen hat uns beweglich gemacht, und wir fühlen uns überall daheim, wo wir ein Dach über dem Kopf haben. Die MAF wird uns nach Fort-Lamy abholen. Eigentlich sollte ich ja N'Djamena schreiben, aber für mich ist es noch Lamy wie in der guten, alten Zeit.

25.03.1977: Und wieder sind wir in Lamy nach einem guten MAF-Flug. Der Préfet von Mongo atmete erleichtert auf, als er uns am Flugplatz von Mongo *»Au revoir«* (»Auf Wiedersehen«) sagte. Hier in der Stadt lebt alles in Spannung, kein einziger Lastwagen darf aus der Stadt hinaus.

27.03.1977: Alles ist grau vor lauter Sandstürmen. Aber wenigstens ist die Luft nicht zu heiß. Nachts schlafen wir schlecht, in der Bar nebenan läuft bis früh in die Morgenstunden ein alter Plattenspieler auf Hochtouren, immer die gleiche Melodie, der gleiche Rhythmus. Man muß schon nicht viel im Kopf haben, wenn einem die ganze Nacht dasselbe Gebrüll gefällt.

01.04.1977: Unser guter, alter Freund M. Riegler brachte uns wie immer um 23 Uhr 30 zum Flugplatz. Unterwegs wurden wir von Tschad-Militär angehalten und streng kontrolliert. In stockdunkler Nacht mußten wir die Koffer vom Auto nehmen, mitten auf die Straße in den Sand stellen, und mit Taschenlampen haben sie alles durchsucht. Es gab auch eine strenge Kontrolle der Papiere. Sie suchten nach Waffen und Munition leider bei den Falschen.

Die Kamelkarawanen, welche vom Norden kommen, werden überhaupt nicht durchsucht, und was wird da alles hereingeschmuggelt! Am Flugplatz fing die ganze Kontrolle wieder von neuem an! Auch Marius und ich wurden diesmal durchsucht und abgetastet! Eine Beamtin öffnete meinen Geldbeutel. Sie hatte Angst, ich würde Tschad-Geld ausführen! Zu ihrem großen Erstaunen sagte ich ihr: *»Aus eurem Land habe ich noch keinen Franc mitgenommen, aber schon Millionen mitgebracht, um die kranken Tschader zu pflegen!«*
Unser Gepäck hatte einige Kilo zuviel. Der schwarze Helfer, der das Gepäck abwog, machte es ganz schlau. Er sagte zum Angestellten der Air Afrique: *»Gewicht stimmt!«* Als wir nachher in der Halle auf den Abflug warteten, kam er diskret zu mir und sagte: *»Madame, du hast gesehen, daß dein Gepäck durchging, ohne daß du wegen Übergewicht noch bezahlen mußtest, gib mir nun etwas...«* Ich gab ihm 1 000 Frcs CFA (20 F), und glücklich lief er davon!
Um 0 Uhr 01 sollten wir starten. M. Riegler ging heim ins Bett. Um 3 Uhr 15 flogen wir endlich ab und atmeten erleichtert auf.

Immer dunklere Wolken steigen am Tschadhimmel auf, und mein Herz wird immer schwerer, wenn ich an Korbo denke.

— — — — — — — — — — —

03.04.1977: In Nizza erwartete uns gestern morgen um 8 Uhr 25 unser alter Tschadfreund, M. Anna. Liebevoll werden wir von der Familie Anna in Antibes aufgenommen, und wir erzählen, erzählen vom Tschad... Altes und Neues, Schönes und Schlechtes, was wir gemeinsam erlebt haben. Wenn man so lange in einem Land gelebt hat und mit der Bevölkerung verwachsen ist, läßt man schon ein Stück von sich selber dort.

So wie wir eine Missionsstation zurückließen, haben Herr und Frau Anna das mühsam aufgebaute Tier-Reservat Zakuma zurückgelassen, wo nach ihrem Weggang die Tiere von Rebellen und Militär abgeschossen wurden. Die Befreiung hat dem Tschad bis heute nichts Positives gebracht, sondern – im Gegenteil – nur Zerstörung.

04.04.1977: Welche erholsame Nacht haben wir in Antibes verbracht! Wir schliefen wieder einmal entspannt, ohne beim geringsten Geräusch aufzuschrecken und zu denken: »*Jetzt sind sie da, die Rebellen!*« Und am Morgen das Bad! Das kann nur derjenige ermessen, der sich wochenlang danach sehnte. Sauberes Wasser in Hülle und Fülle! Im Garten Palmen, alles grün und kein Sandsturm! Das bin ich gar nicht mehr gewöhnt! Alles schätzt man doppelt nach dem Tschad.

15.04.1977: Wieder eine Etappe abgeschlossen. Wie wird es werden in Korbo? Nichts als Fragezeichen. Aber eines ist gewiß: *Niemand kann sie aus Seiner Hand reissen!* Schon 8 Tage genießen wir unseren blühenden Garten, eine Augenweide nach der Öde und Wüste. Schnell bin ich im alten Fahrwasser, und zum Ausruhen kamen wir noch nicht, doch Marius sagt mir immer, wir werden einmal die ganze Ewigkeit haben, um auszuruhen.
»Drum aufwärts froh den Blick gewandt und vorwärts fest den Schritt, wir gehn an unsers Meisters Hand, und unser Herr geht mit!«

Schluß

April 1979, daheim im Elsaß:

Seit zwei Monaten ohne jegliche Nachrichten von Korbo! Wie hat sich doch im Tschad alles rasend schnell entwickelt und überstürzt. Wir blieben ja in reger Verbindung mit Kongarge durch die Briefe, Pakete, Geldsendungen, und alles lief wunderbar weiter. Mit Jean Metz konnten wir am 8. Januar für Bitkine und Korbo einen Lastwagen starten, von zwei Freiwilligen, jungen Männern, durch die Wüste gesteuert. Er war voll beladen mit Medikamenten, Verbandmaterialien, Milch, Kindermehl, Suppen, Trockenfrüchten, alles, was sie draußen brauchen, um weiterarbeiten zu können. Die Reise war mühsam, doch am *5. Februar* kamen sie wohlbehalten in N'Djamena an.

Am *12. Februar* fangen die Kämpfe in N'Djamena an, Radio und Fernsehen geben es durch. Das Hauptquartier von Hissene Harbe wird bombardiert. Wir bangen, bangen um unseren Lastwagen mit der so kostbaren Last, die im Gera sehnsüchtig erwartet wird. Und, o Wunder — am *27. Februar 1979* bekommen wir durch das Militär einen Brief von Dany Gounun, einer Missionarin, die früher mit uns im Gera arbeitete und noch in N'Djamena ist. Sie schreibt:

»Stellt Euch vor, von den französischen Militärbehörden bekam ich die Erlaubnis, die 8 Tonnen schwere Ladung vom Lastwagen mit einem Militärflugzeug (Transal) nach Mongo bringen zu lassen!...«

Unter anderem schreibt sie auch noch: *»Ich denke, Ihr habt nichts dagegen, daß nun Euer Lastwagen dazu dient, Frauen und Kinder aus der Stadt nach dem Süden zu evakuieren.«*

Eigentlich sollte der Lastwagen in der Hauptstadt verkauft werden, doch nun dient er noch, um Menschenleben zu retten, was ja viel wichtiger ist. Denn es stand sehr schlimm für die Christen und Heiden vom Süden. Hissene Habre, einer der Rebellenführer, bekam die Oberhand in den Kämpfen um N'Djamena, und seine Leute kannten kein Erbarmen, sondern schossen auf alle Schwarzen vom Süden, Frauen und Kinder.

Wie weh tut einem das alles, wenn man an das friedliche Fort-Lamy (jetzt N'Djamena) denkt! Wie ruhig war es am Abend am Chari! Wir lauschten dem Zwitschern der Vögel, und die Vampire hingen wie große Früchte an den Bäumen. In dieser Stille konnte man das Summen der Moskitos hören, kleine Petroleumlampen flackerten auf, und man sank müde und gelassen unter freiem Sternenhimmel auf das Feldbett.

Und jetzt?

Am 13. März 1979: Die Europäer verlassen das Land. Die Kämpfe gehen weiter. Massaker von Mohammedanern, als Gegenreaktion die Massaker der Leute im Norden, wo die Moslems die Südbewohner umbrachten. Um auf dem laufenden zu sein, erhalten wir via Europarat die Communiqués. Sie stimmen uns sehr traurig. Da muß man mit ansehen, wie ein Land, das schon eines der ärmsten war, nun völlig in das Chaos geraten ist. –

Trotz Waffenstillstand gehen die Straßenkämpfe in der Hauptstadt weiter...

Die Straßen sind verwüstet, Häuserfassaden sind geschwärzt durch Brände...

Granaten explodieren, der heiße Wüstenwind wirbelt Abfälle in die Luft...

Besonders die Viertel der Schwarzen aus dem Süden sind verwüstet... Je mehr man in diese Verwüstung vortritt, desto häufiger werden die Leichen. Da liegen sie in der Hitze, von Schwärmen von Fliegen umgeben... Hunde und Geier streiten sich um die durch die Tropensonne ausgetrockneten Überreste menschlicher Wesen... Da liegt ein Bein... dort ein Arm... an der nächsten Straßenecke ein ganzer schwarzer Körper, wie eine Salzstatue die Arme zum Himmel emporhebend, wie um ein letztes Mal um Hilfe zu rufen...

Die Konferenz von Kano soll heute beginnen, doch im Moment scheint die Versöhnung noch in weiter Ferne zu liegen...!

Am 16. März 1979: Appell von Monseigneur Dalme in N'Djamena: *»Ich rufe alle Tschadbewohner auf, die Vernunft und Vergebung siegen zu lassen über den Haß und die Vergeltung!«*

Monseigneur Dalme und der große Imam Ibrahim Moussa von der großen Moschee von N'Djamena gehen zusammen nach Sahr, nachdem es wieder nach einem neuen Zusammenstoß zwischen Südisten (meistens Christen) und Moslems viele Tote gegeben hat. Sie versuchen, die Geister in diesem Religionskrieg zu beruhigen.

Am 11. April 1979: Die Kontrolle aller strategischen Punkte haben die Frolinat von Gukuni und die FAN (Forces Armées du Nord = Nordarmee) von Hissene Habre. Aufruf von Radio Tschad an die ganze Bevölkerung: *»Seid jeden Moment bereit, euer Land zu verteidigen!«*

18.04.1979: Das lybische Militär dringt weiter vor, gab die provisorische Regierung im Radio Tschad durch... Was sich El Gaddafi zum Ziel gesetzt hat, den Tschad für den Islam zu gewinnen, wird es Wirklichkeit werden?

Ein Brief von Ratu. Der blinde Verantwortliche von der Missionsstation von Mongo konnte durch das französische Militär einen Brief schreiben lassen mit Angaben, wie es im Gera ist. Nun wissen wir auch, wie unsere Lieben in Korbo dran sind:

»Die Truppen von Hissene Habre und von Goukouni vereinigen ihre Kräfte, um die Leute vom Süden zu verdrängen. Sie gewinnen immer mehr an Boden. So haben sie folgende Städte eingenommen: Arada, Biltine, Abeche, Amzouere, Iriba, Guereda. Anschließend nahmen die Truppen von Hissene Habre folgende Städte ein: Amdam, Massakori, Bokoro, Bitkine (15 km von Korbo entfernt) und Umhadjar. Im Moment ist Mongo noch nicht besetzt, doch umzingelt. Das französische Militär fliegt anhaltend mit Hubschraubern und Flugzeugen, um die Leute, die in Mongo als Beamte arbeiten, mit ihren Familien nach dem Süden zu transportieren. Viele unserer Geschwister von unserer Gemeinde in Mongo haben uns verlassen. Ich bin sehr traurig deswegen.«

Arme, junge Gemeinden vom Gera! Erst jetzt begannen sie zu wachsen und zu blühen, und nun stehen sie schon vor einer Verfolgung.

19.04.1979: Laut einem letzten Bericht scheint der Flughafen von N'Djamena wieder für Zivilflugzeuge geöffnet zu sein. Die Gesellschaft U.T.A. und Air Tchad wollen einmal pro Woche fliegen, doch nur bis in die Hauptstadt N'Djamena, nachdem über zwei Monate jegliche Verbindung abgebrochen und der ganze Tschad völlig von der Außenwelt abgeschnitten war.

Ob wir nun auch bald wieder ein Lebenszeichen von Korbo erhalten werden? Wir wollen es hoffen und glauben, damit wir, solange es noch Tag ist, weiterarbeiten können, die Lieben draußen und wir daheim für die Missionsarbeit. Studenten, Christen, Katholiken und Protestanten aus dem Tschad rufen uns Christen auf, besonders die Gläubigen von Frankreich, zu beten für den Frieden im Tschad! Unter anderem schreiben sie: *»Wir sind sehr traurig über die Massaker an der unschuldigen Bevölkerung, seien es Moslems, Christen oder Animisten! Die Besetzung der Viertel der Bevölkerung der Christen in den Ortschaften durch die Armee von Moslems ist sehr beängstigend, obwohl die Christen noch nie Feinde der Moslems waren. Sie haben bis jetzt in völliger Freiheit ihren Glauben bezeugt und gelebt und auch nie versucht, ihn anderen aufzuzwingen, und nun werden die Christen und Animisten erbarmungslos niedergeschossen. Wir bedauern auch, daß Frankreich die arabische Politik und die Armee unterstützt in einem Land, das vorwiegend aus Animisten und im Süden aus Christen besteht, obwohl man weiß, daß die Lehre und Tradition der islamischen Welt die Trennung von der politischen und geistlichen Macht nicht erlaubt!«*

Dieser Aufruf stand in der protestantischen Zeitung »Réforme« von März 1979.

Am 20. März 1980 wurde Ratu, der blinde Pastor von unserer Nachbarstation Mongo, von den FAN (Rebellengruppe) getötet. Ratu ging vom Glauben zum Schauen. Er hinterläßt eine Witwe mit 9 Kindern, und die Gemeinde von Mongo ist im Moment hirtenlos. Für die gläubigen Christen im Norden und im Zentrum des Tschad beginnt eine schwere Zeit. Trotzdem halten sie in Treue durch. Sie versammeln sich in ihren Hütten, da die Kapellen geschlossen wurden.

In N'Djamena (Hauptstadt) sind die evangelischen Kapellen verbrannt worden. Ebenso die Kathedrale. Dagegen blieb die Moschee unangetastet.

In N'Djamena regieren die Lybier. Die Leute leben in Angst.

»Der Friede ist nicht für morgen«, schreibt ein evangelischer Pfarrer aus Kamerun.

Danki Kodo, einer unserer Christen von Korbo, welcher von N'Djamena mit seiner Familie nach Kousseri (Kamerun) flüchtete, schreibt uns im Juni:

»In Lamy ist alles zerstört, nichts wird aufgebaut, wir leben in einer apokalyptischen Zeit...«

Er gibt uns auch Nachrichten von Korbo und Kongarge. *»Es sind noch alle da, arbeiten und pflegen weiter, doch in unseren Häusern wohnen die Lybier.«* Etwas später folgt ein Brief, der die traurige Nachricht enthält, daß unsere ganze Missionsstation samt Poliklinik ausgeraubt und alles sinnlos zerstört wurde von den islamischen Horden.

Werden wir, das christliche Abendland, den Notschrei und Hilferuf unserer Brüder und Schwestern in Bedrängnis hören? Setzen wir alles ein, um die Wiederkunft unseres Herrn zu beschleunigen, damit er, der wiederkommende Friedenskönig, allen diesen Problemen ein Ende macht?

Nur er ist unser Friede, und nur er wird Frieden schaffen!

Am 19. April 1983 hatten wir die große, große Freude, unseren treuen Mitarbeiter, Krankenpfleger und Verantwortlichen der Gemeinde, Kongarge, am Flugplatz von Straßburg-Entzheim abzuholen! Da wir selber nicht mehr nach Korbo dürfen, hatten wir diesen Entschluß gefaßt, und Kongarge war gleich einverstanden. Es war ein einmaliges Erlebnis für Kongarge. Er fand seine »Eltern« wieder und fühlte sich im Elsaß überhaupt nicht entwurzelt.

Wie ein leerer Schwamm nahm er alles in sich auf.

Leider gingen diese sechs Wochen nur zu schnell vorbei, doch Kongarge durfte wieder neu ausgerüstet an Leib und Seele und Geist in den Tschad zurückkehren. Auch für seinen Dienst in der Poliklinik war diese Zeit wertvoll, denn vieles durfte er sehen: Laboratorien, Spitäler, Pharmazeutisches auch hinzulernen, was ihm jetzt draußen dient, denn die Patienten kommen immer zahlreicher.

Wir konnten ihm auch die Grundausrüstung für die Poliklinik wieder mitgeben, und inzwischen hat Kongarge mit Hilfe der Gläubigen die Poliklinik wieder aufgebaut. Der Dienst an Kranken, Armen und Hungernden darf weitergeführt werden und dadurch Jesu Zeugnis unter einem Volk, das schon zwanzig Jahre von Krieg und Hungersnot heimgesucht wird.

Es scheint, als würde dieses als Puffer zwischen dem arabischen Norden und dem südlichen animistisch-christlichen Gebiet nicht mehr zur Ruhe kommen. Der Tschad, ein Land in der Agonie?

März 1980: Einmal mehr entflammt der Bürgerkrieg zwischen den Truppen von Gukuni Oueddei und Hissen Habre!

Dezember 1980: Die Lybier kommen Gukuni Oueddei zur Hilfe und ziehen in N'Djamena ein.

November 1981: Die Lybier ziehen sich zurück zur Erleichterung der Christen im Gera-Gebiet.

Dezember 1981: Die Unruhen beginnen von neuem, bis Hissen Habre im *Juni 1982* in N'Djamena die Macht ergreift.

Ein geteiltes Land mehr

Sommer 1983: Die Truppen von Gukuni Oueddei greifen erneut mit lybischer Unterstützung aus dem Norden an. Sie nehmen Faya-Largeau ein und nehmen Kurs auf N'Djamena. Hissen Habre ruft Frankreich um Hilfe an. Frankreich startet die »Operation Marta«.

21. August 1983: Die Franzosen greifen ein und errichten auf dem 15. Breitengrad eine »Rote Linie«, die nach dem Abschuß eines französischen Flugzeuges um hundert Kilometer nach Norden verlegt wurde.

17. September 1984: Frankreich und Lybien bekunden überraschend den beidseitigen Rückzug ihrer Truppen aus dem Tschad.

Am 15. November 1984 trafen sich in Kreta der französische Präsident François Mitterand und der »Wüstenprophet« Gaddafi. Während des Treffens hat sich die List des schlauen »Wüstenfuchses« einmal mehr als positiv erwiesen. Das Ergebnis dieses Dialoges war ein Triumph des Islam über das von Kompromiß zu Kompromiß eilende Abendland.

Die Franzosen verließen den Tschad, die Lybier sind trotz ihrer Versprechen, das Land zu verlassen, geblieben. Und dies trotz des zur Legende gewordenen Ausspruchs des französischen Außenministers: »Wenn sie – die Lybier – bleiben, bleiben wir, wenn sie gehen, gehen wir, wenn sie wiederkommen, kommen auch wir wieder.«

Die Franzosen gingen, die islamische Legion blieb. Das ist das Endergebnis des Dialogs und des Kompromisses zwischen dem von Sieg zu Sieg eilenden Islam und dem von Öl und Geld abhängigen Abendland.

Während »das christliche Abendland« unter dem Kolonialkomplex leidet, hat der wieder aufwachende Islam sein vor über 1360 Jahren durch den Propheten Mohammed gestecktes Ziel der Weltherrschaft wieder aufgenommen. Aus dem Londoner Mittelost- und Mittelmeer-Forschungsinstitut geht hervor, daß der Islam in den letzten 50 Jahren seine Anhängerschaft überproportional um 500 % – von rund 200 Millionen im Jahr 1934 auf jetzt 1 Milliarde – gesteigert hat und inzwischen in 44 Ländern vorherrschend ist. Die Rückkehr zu muslimischen Lebensregeln und -praktiken – angefacht durch die islamische Revolution – habe Auswirkungen, die weit über die Welt des Islam hinausreichen. Das Anwachsen des Islam in Westeuropa wie auch in Afrika sei die größte religiöse Veränderung unserer Zeit.

Sowohl für das Abendland wie auch für Afrika ist der Islam wohl oder übel eine Herausforderung. Vor solchen Zukunftsperspektiven ist es gut zu wissen, daß die auf den »Felsen« Christus aufgebaute »Ekklesia« auch im Tschad nicht von den Pforten der Hölle überwältigt werden kann!

Was wird aus dem Tschad? Ein hoffnungsloses Land, ein verlorenes Land. –

Einmal mehr ist der Tschad mit seinen unlösbaren Problemen allein.

»Die Pforten der Hölle sollen sie nicht überwältigen«

Im Rückblick auf unseren 34jährigen Einsatz in und für Korbo könnten wir uns fragen, was noch übrigbliebe, wenn unsere Arbeit in diesem Gebiet nicht vor allem eine geistliche gewesen wäre?

Das Hauptziel der vier unabhängigen Missionsstationen im Gera-Gebiet war die Verkündigung der frohen Botschaft der Erlösung durch Jesus Christus!

Es war ein bewußtes und gezieltes Arbeiten im Sinne unseres Meisters Jesus Christus!

> »Nicht ihr habt mich erwählt,
> sondern ich habe euch erwählt –.
> Ich habe euch dazu bestimmt,
> reiche Frucht zu bringen.

Es soll Frucht sein, die Bestand hat...«
(Joh. 15, 16).

Diese durch die Kraft des Heiligen Geistes gewirkte Frucht wird nicht zerstört werden, weder durch Krieg noch Hungersnot. Sie bleibt bestehen, bis Jesus Christus wiederkommt!...

Anhang

Gebete von Christen am Sonntagmorgen in der Kapelle

»Herr, du bist bei uns Tag für Tag.
Du gibst uns das Gelingen Tag für Tag.
Den Weg, den wir gehen, wissen wir nicht,
aber du bist da.
Der Teufel hat uns mit starken Ketten gebunden,
du befreist.
Wir sehen dich nicht, aber deine Ohren hören unser Schreien…«

»Herr, die Welt ist kaputt, unser ganzes Land.
Bringe du es wieder in Ordnung.
Nimm uns in deine ›Zeriba‹ (Garten), und sei du die Tür. Segne uns alle und alles…«

»Herr, du gibst uns alles.,
zu essen, zu säen, die Kraft zum Arbeiten.
Du bist gekommen durch deinen Sohn.
Öffne unsere Augen, daß wir alles sehen, was du uns gibst.
Du bist bei uns, laß uns dein Wort hören,
die Hirse für unsere Seelen.
Im Namen deines einzigen Sohnes, der bleibt
von Ewigkeit zu Ewigkeit.«

»Herr, wir haben dich nicht geliebt.
Du hast uns zuvor geliebt.
So geliebt, daß du für uns am Kreuze starbst!
Herr, wir waren alle deine Feinde,
du hast uns die Augen geöffnet.
Laß uns nun auf deinem Wege gehen.«

»Preis dir, Herr, du gibst uns dein Wort.
Vater im Himmel, segne uns und alles, was wir sehen,
hören und auch nicht wissen.
Du bist bei uns, wenn wir auch nicht immer gerade gehen.
Du bist der Weg, das Licht.
Wir warten, bis du kommst und uns zu dir nimmst.«

Gebet von Koro

»Vater im Himmel, wir sind vor dir, wir wissen, Jesus Christus ist unser guter Hirte, der sein Leben für uns gab. Einen anderen Hirten gibt es nicht!
Herr, die Welt vergeht, führe du uns immer mehr auf deinen Weg, daß wir nicht verlorengehen. Du bist der einzige Gott, der Himmel und Erde gemacht hat.
Gedenke unser, begegne denen, die unser Land regieren.
Führe du noch mehr hinzu. Alles legen wir in deine Hand.
Alles dir im Namen Jesus Christus!«

Ein Tag auf der Krankenstation

Schon in aller Frühe, wenn ich noch im Bett liege, um 5 Uhr, kommen die ersten Patienten an, denn wir hören, wie sie sich ganz laut unterhalten. Sie sitzen zerstreut unter den wenigen Hecken und Bäumen, welche wir gepflanzt haben. So gegen 6 Uhr 30 gehe ich hinunter. Die Kranken sind zahlreich, und Elli stellt sie in die Reihe, wie sie ankamen, denn sie werden auch der Reihe nach gepflegt, aber die Schwerkranken und die Notfälle kommen natürlich zuerst dran.

Während sie da sitzen, stehen, liegen und warten, benützt einer der Krankenpfleger die Gelegenheit, um ihnen das Wort Gottes zu sagen. Einige hören aufmerksam zu und nicken mit dem Kopf, als seien sie einverstanden, andere sind abwesend und uninteressiert. Ich mache mich unterdessen daran, das Verbandsplateau zu ordnen, Desinfektionsmittel nachzufüllen, auch Kompressen, Tupfer, Watte usw. Bundi kocht noch schnell die Spritzen und die alltäglichen Instrumente aus. Auf meinem Tisch schaffe ich Ordnung in den Krankenheften und in der Krankenkartei. Auch mache ich noch alle Medikamente, Spritzen, Verbandmaterial usw. bereit für die spätere Krankenvisite bei den hospitalisierten Patienten mit Kongarge. Inzwischen kämpft Elli, unser Türhüter, mit den Kranken, denn jeder will der erste sein, obwohl er sie vorher schon in die Reihe stellte. Nun läßt er die ersten drei Patienten zur Türe herein in den Behandlungsraum, drei weitere gehen in den Verbandsraum, und mit den Kranken kommt jedesmal ein Schwarm Fliegen mit. Zum Teil sind die Kranken bereits in Behandlung und holen ihre tägliche Medizin oder Einspritzung. Andere kommen zum Verbandwechsel oder Ohrenspülen. Weitere bekommen Tropfen in die Augen, baden einen vereiterten Finger. Manchmal müssen wir einen Abszeß aufschneiden oder einen Nabelverband wechseln usw. usw.

Es wird immer heißer. Ich schwitze. Das Wasser läuft mir in kleinen Bächlein an den Beinen hinunter. Ich arbeite rascher, denn die Zahl der wartenden Kranken wird immer größer. Kongarge, Bundi und Elli arbeiten immer im gleichen, afrikanischen, ganz gemütlichen Rhythmus weiter... Innerlich regt mich ihre Langsamkeit auf, aber ändern kann ich nichts.

Manche Patienten kommen zum ersten Mal. Bei ihnen müssen die Personalien aufgenommen und die Diagnose gestellt werden. Oft sind Laboruntersuchungen nötig, und für die Patienten macht dann die »Madame« Hexereien!

Sehr gerne haben sie Blutentnahmen, sie glauben nämlich, daß ich ihnen damit die Krankheit aus dem Körper ziehe. Sie bevorzugen auch viel lieber Spritzen als Tabletten. Bei den Eingeborenen ist eine Spritze einfach mit etwas Magischem verbunden. Marius läßt mir von Zeit zu Zeit etwas zum Trinken bringen. Koro überreicht es mir wie der beste Kellner in einem Drei-Sterne-Hotel. Zur gleichen Zeit läßt er sich auch noch pflegen, denn ein kleines »Bobo« findet er immer. Und so wird gepflegt ohne anhalten: Tropengeschwüre, Wunden, Hautkrankheiten, Augenkrankheiten, Schnupfen, Halsweh, Rheuma, Lepra, Malaria, Dysenterien, Anämien, Pneumonien, Wurmbefall, Hakenwurmkrankheit, alle möglichen und unmöglichen Parasiten.

Zwischenhinein werden die Vierbeiner versorgt.

Wenn der größte Sturm vorüber ist, gehe ich mit Kongarge zu den hospitalisierten Patienten. Meine Füße werden immer schwerer. Ich gebe an Kongarge die Verordnungen weiter, und da und dort kann auch einer geheilt entlassen werden. Das bedeutet für mich immer eine Ermutigung.

Gegen Mittag beenden wir den Dienst. Heute morgen wurden 130 Kranke gepflegt laut den Eintragungen von Bundi! Unter glühender Sonne gehe ich todmüde hinauf, innerlich beglückt, vielen Menschen helfen zu können. — Was ihr getan habt einem unter diesen Geringsten, das habt ihr mir getan. Am Nachmittag wird dann aufgeräumt, wieder werden Vorbereitungen für den anderen Tag getroffen, Laboruntersuchungen gemacht, nochmals Krankenvisite bei den schweren Fällen. Da kommt ein Notfall, da eine Geburt, da auch ein Krankentransport, und es hört nicht auf. Berichte muß ich auch schreiben für die Regierung, die Stunden vorbereiten für die Krankenpfleger, und schon wird's Nacht in Korbo, und beim Petroleumschein wird ins Tagebuch eingetragen:

»Ausgefüllter Tag, sehr heiß, sehr müde, hätte ich nur etwas Kühle von zu Hause...«

Was wird der morgige Tag wohl bringen, kann ich alles bewältigen? Mit Gottes Hilfe, ja!

»Getreu ist er, der euch ruft, er wird's auch tun!«

(1. Thess. 5,24)

Tschad-Märchen

Unsere Alten haben uns etliche Geschichten erzählt. Eine davon möchte ich hier wiedergeben. Sie soll uns erklären, warum die Leute sterben:

Eine Ährenleserin begegnet dem Tod. Der Tod will einen Zahn verkaufen und bietet ihn der Frau an. Die Frau probiert ihn sofort. Er paßt ihr so gut, daß sie ihn nicht mehr herausnehmen kann.

- Gib mir meinen Zahn wieder, schreit der Tod!

Die Frau zieht und zieht, doch unmöglich, der Zahn gibt nicht nach. Die Frau sagt:

- Ich gebe dir meine drei Ziegen gegen diesen Zahn.

- Ich will nicht, antwortet der Tod.

- Dann gebe ich dir meine drei Kühe!

- Die will ich auch nicht.

- Dann gebe ich dir, was ich auf Erden am liebsten habe, meinen Sohn Kaikiuru. Er ist ein braver und ausgezeichneter Jäger. Mit seinen 7 Hunden tötet er viel Wild.

- Gut, sagt der Tod und geht...

Er setzt sich neben den Weg und singt:

- Ich habe der Frau einen meiner Zähne gegeben. Sie hat mir ihre drei Ziegen angeboten. Ich lehnte ab. Sie bot mir ihre drei Kühe an, ich sagte ab. Dann bot sie mir ihren Sohn Kaikiuru an, welcher ein braver und guter Jäger ist...

In diesem Augenblick kommen die Jäger aus der Steppe nach Hause, als letzter Kaikiuru. Der Tod singt weiter. Als der Sohn seinen Namen hört, sagt er:
- Ich bin Kaikiuru.
- Lege deine Sachen hin, sagt der Tod, wir wollen miteinander kämpfen.
Sehr schnell ist Kaikiuru der Stärkere.
- Nein, sagt der Tod, nicht so, laß uns langsam kämpfen.
Sie balgen sich wieder auf der Erde. Als Kaikiuru unterliegt, drückt der Tod ihm den Hals zu…
Kaikiuru ruft seine Hunde, daß sie ihm helfen.
- Kidobirgni, Djidonafbi, Kodoku, kommt, helft mir!
Die Hunde werfen sich auf den Tod und befreien ihren Herrn.
Kaikiuru tötet den Tod, nimmt seine Sachen, pfeift den Hunden und will gehen…
- Das geht nicht, du gehst nicht, sagt der Tod…
Kaikiuru geht Holz holen und legt es um den Tod, zündet es an und macht sich auf zum Gehen.
- Du gehst nicht fort, schreit die Feuersglut!
Kaikiuru schüttet das Wasser auf die Glut und geht.
Zu Hause empfängt ihn seine Mutter mit Freuden.
- Ich bin wie eine Königin heute, sagt sie, ich habe einen Zahn gefunden.
Kaikiuru, voller Zorn, gibt ihr einen Kinnhaken, der Zahn springt heraus und fällt in ein Hirsefeld.
Die Mutter kann den Zahn nicht wiederfinden.

Seit dieser Zeit leben die Toten in den Hirsefeldern, in den Hirsepflanzen. Die Leute essen die Hirse, und dann sterben sie. Seit dieser Zeit sterben die Leute.

Unsere Dangaleat sind sehr tapfer dem Tode gegenüber, sie haben keine Angst vor dem Sterben. Ich mußte mich darüber immer wieder wundern. Ich habe es oft mit Patienten erlebt, denen ich sagte:

»Ihr seid so krank, ich kann euch nicht mehr helfen, ihr müßt sterben.« Ganz gelassen kam dann die Antwort: *»Nun ja, dann sterben wir halt!«* Fragte ich weiter: *»Wo kommt ihr denn hin, wenn ihr sterbt?«* Antworteten einige: *»Dann gehen wir wieder auf der Milchstraße spazieren.«* Andere wieder antworteten: *»Wir gehen hinter den Gera (höchster Berg unseres Gebietes 1800 m), wo es immer schön kühl ist!«* Sie geben auch den Toten Messer mit auf den Weg, damit sie sich vertei-

digen können, auch Kürbisschalen, damit sie unterwegs trinken können. Also ist auch für unsere Dangaleat das Leben nicht beendet mit dem Tod. Sie leben weiter!

Und wir Christen, die wir eine lebendige Hoffnung haben, müssen wir nicht beschämt zugeben, daß wir gar nicht so sterbebereit sind wie die Dangaleat? Aber was hängt uns auch alles an! Die Dangaleat lassen nichts zurück als eine Strohhütte und ein paar Tonkrüge.

Ich bin überzeugt: Die künftige Herrlichkeit, die Jahweh für uns bereit hält, ist so groß, daß alles, was wir jetzt leiden müssen, in gar keinem Verhältnis dazu steht. Alle Geschöpfe warten sehnsüchtig darauf, daß Jahweh seine Kinder vor aller Welt mit dieser Herrlichkeit ausstattet
(Röm. 8, 18.19; siehe auch Jes. 11, 6-10).

Maranatha – Herr, komm (1. Kor. 16,22).

Und der Geist und die Braut – Ekklesia – sprechen: Komm!
Ja, ich komme in Eile.
Amen, ja komm Herr Jeshua!

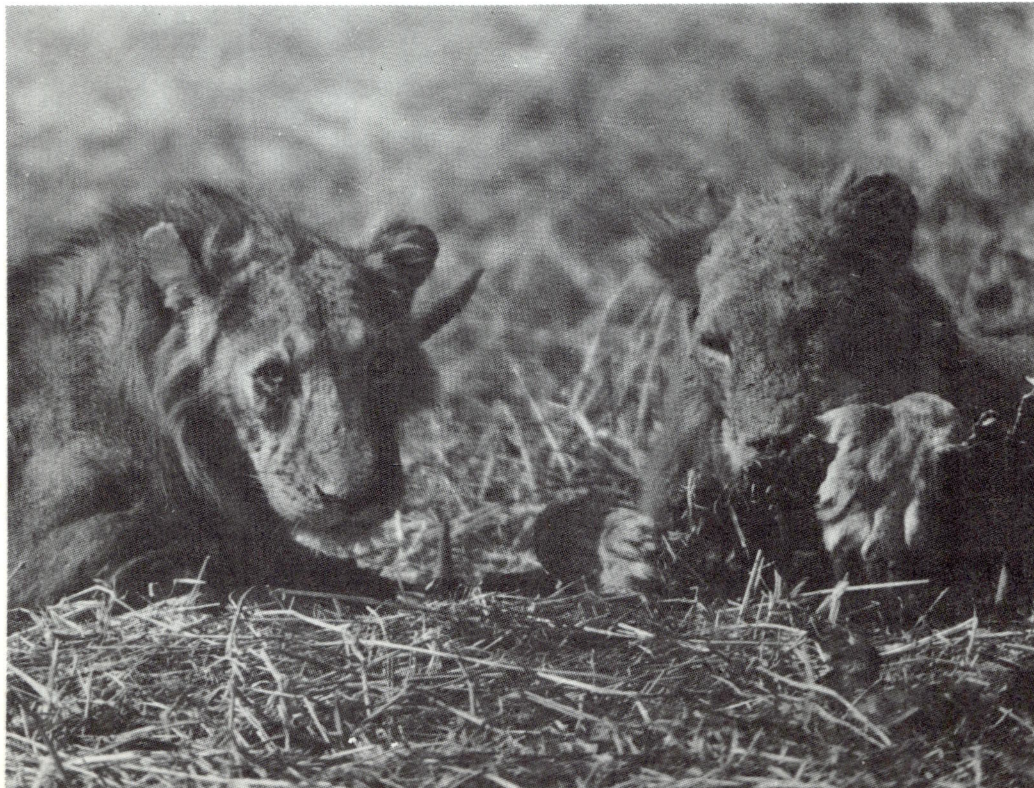

Erklärungen / Übersetzungen

Administrateur	Verwalter
Administration	Verwaltung(sbehörde)
Anämie	Blutarmut
Ankylostoma Duodenale	Hakenwurmkrankheit
Anus	After
Authentizität	Echtheit
Berlingot	Fruchtbonbon
Boule de mil	Hirsekugel, eine Art Hirsepudding
Bronchiektase	krankhaft erweiterte Bronchien
Campement	Raststätte, Unterkunftshütte
Capitaine	Hauptmann
Clan	Sippschaft, Stammesverband
Collège Evangélique	Evangelisches Gymnasium
Couscous	nordafrikanisches Gericht
Dangaleat	Volksstamm
Diskrepanz	Unstimmigkeit
Dysenterie	Ruhr, verschiedene Arten, z. B. Amöbenruhr, bazillare Ruhr
Faki	islamischer Schriftgelehrter, Priester, Vorbeter
Ferik	Araberdorf aus Zelten
Gonokokken	Verursacher einer Geschlechtskrankheit
Goumier	Leibwächter, Polizist
Hadjarai	Stamm der Bergbewohner
Indjil	Evangelium
Kaffer	(in den Augen der Moslems) Abgefallener
Kirdis	Heide
Klaustrophobie	Angst vor dem Alleinsein
Konjunktivitis	Augenbindehautentzündung
Leishmanie / Kala Azar	Schwere Tropenkrankheit; fast stets in 1/2 bis 2 Jahren zum Tode führende Infek-

	tionskrankheit, übertragen durch die Stechmücke
M. / Mme.	Monsieur / Madame
MAF	(Missionary Aviation Fellowship) = Missionsfluggesellschaft, führt für die Mission notwendige Flüge aus
Maître	Lehrer
Margai	Dämon, Geister
Massas	Hexenmeister; Mann, der schuldig ist, daß Unheil über eine Familie, ein Dorf oder ein Land gekommen ist
Maternité	Entbindungsheim, —hütte
Meningitis	Hirnhautentzündung
Money	Geld
Nasara	der / die Weiße, Nasara kommt von Nazarener
Nasara ana indjil	der / die Weiße des Evangeliums, Missionar(in)
Nuggi	Gummisauger an Säuglingsflasche
Palaver	(Rats-) Versammlung
Plazenta	Nachgeburt
Pneumonie	Lungenentzündung
Préfecture	Departement, Region, Provinz, Bezirk
Préfecture du Gera	... des Gebietes Guera
Préfet	... der oberste Beamte
Sous-préfet	... der zweitoberste Beamte
Sultan	Titel, der den Stammeshäuptlingen gegeben wurde
Tamtam (das)	afrikanisches Trommeln
Termiten	weiße Ameisen
Tetanus	Starrkrampf
Trachom	besonders hartnäckige infektiöse Augenbindehautentzündung, durch Fliegen übertragen, nicht gepflegt, führt es zu Blindheit

Weitere Bücher vom gleichen Autor:

Marius Baar
Nahost – Auftakt zu Weltbrand oder Weltfrieden?
Erbschaftsstreit zwischen Ismael und Isaak um Volk, Land und Segen
EDITION C Nr. C 130, Ppb., 322 Seiten

Nach der biblischen Prophetie muß die Wiederherstellung Israels eine gewaltige Kettenreaktion von Ereignissen im Nahen Osten auslösen, die die ganze Welt in ihren Sog hineinziehen und grundlegend verändern wird. Diese durch das Signal „Israel" angekündigte Umwälzung wird den Nahen Osten zum Zentrum der Welt in vielerlei Hinsicht machen, auf Harmagedon zuführen und in der Parusie Jesu Christi gipfeln.

Fast täglich liest und hört man von dramatischen Ereignissen im Nahen Osten. Aber es ist schwierig, dies in eine Gesamtschau der Bibel und ihrer Prophetie einzuordnen. Hier kann dieses Buch eine wesentliche Hilfe bieten.

Die Erfüllung der Prophetie ist letztlich die Folge des Ungehorsams und der Halsstarrigkeit der gesamten Menschheit dem gegenüber, der die Prophetie gegeben hat. Heute sind die Nationen schon so weit und so tief in den Sog der Endzeitentwicklungen gekommen, daß es ihnen schon nicht mehr möglich ist, sich aus dieser Gewalt zu befreien.

Marius Baar
Das Abendland am Scheideweg
Versuch einer Deutung der endgeschichtlichen Prophetie
Ppb., 240 Seiten

Fakten über Fakten stellen dem Leser vor Augen, daß biblische Prophetie heute Geschichte wird. Unheimlich und mit atemberaubender Geschwindigkeit breitet sich die Macht des Islam aus, um die Schlinge um Andersgläubige zu legen.

Wer dieses Buch aufmerksam liest, kommt zu der einfachen, aber zwingenden Schlußfolgerung: Wir sind dem Ende dieses Zeitalters näher, als wir glauben.

Weitere Bücher im Verlag der Liebenzeller Mission (Auswahl):

Ernst Vatter
Der unerledigte Auftrag
TELOS-Taschenbuch Nr. 381, 64 Seiten
Ist Mission allein Sache der hauptberuflichen Mitarbeiter? Der Verfasser zeigt in seiner praktischen Art auf, daß Mission alle Christen angeht, daß jeder dabei Gabe und Aufgabe finden kann, daß es auf die „Heimatgemeinde" entscheidend ankommt.

Kassoum Keita
Das einzige Opfer
Eine Erzählung aus Westafrika
TELOS-Taschenbuch Nr. 388, 80 Seiten
Die Auseinandersetzung zwischen dem alten „Opferglauben" und dem Glauben an den Gott der Bibel, die einen jungen Afrikaner in dramatische Situationen bringt.

Stefan Ark Nitsche
Absturz in der Wüste
Ein Abenteuer in Arabien
TELOS-Jugendbuch Nr. 3610, Ppb., 168 Seiten
Notlandung mitten in der Wüste des Oman, umgeben von revolutionär gestimmten Beduinenstämmen. Ein dramatischer Kampf ums Überleben beginnt. Ein äußerst spannendes Buch, ein Geschenk, das begeistert.

Don Richardson
Herren der Erde
TELOS-Erzählende Paperback Nr. 2057, 364 Seiten
Der eindrückliche Bericht von der blutigen Begegnung des Volkes der Yali in den Schneebergen West-Irians – den selbsternannten „Herren der Erde" – mit der Welt des 20sten Jahrhunderts. Ein Buch von hoher erzählerischer Qualität und Spannung. Das besondere Geschenk.